珍版海外中医古籍善本丛书

明·王良璨 编
郑金生 校点

小青囊

（校点本）

人民卫生出版社
·北京·

图书在版编目（CIP）数据

小青囊：校点本 /（明）王良璨编；郑金生校点
. —北京：人民卫生出版社，2024.3
（医典重光：珍版海外中医古籍善本丛书）
ISBN 978-7-117-35322-9

Ⅰ. ①小⋯　Ⅱ. ①王⋯ ②郑⋯　Ⅲ. ①中国医药学－
中国－明代　Ⅳ. ①R2

中国国家版本馆 CIP 数据核字（2023）第 189163 号

医典重光——珍版海外中医古籍善本丛书
小青囊（校点本）

Yidian Chongguang——Zhenban Haiwai Zhongyi Guji Shanben Congshu
Xiao Qingnang（Jiaodianben）

编：明·王良璨
校　　点：郑金生
出版发行：人民卫生出版社（中继线 010-59780011）
地　　址：北京市朝阳区潘家园南里 19 号
邮　　编：100021
E - mail：pmph @ pmph.com
购书热线：010-59787592　010-59787584　010-65264830
印　　刷：北京雅昌艺术印刷有限公司
经　　销：新华书店
开　　本：889×1194　1/16　印张：14　插页：1
字　　数：222 千字
版　　次：2024 年 3 月第 1 版
印　　次：2024 年 3 月第 1 次印刷
标准书号：ISBN 978-7-117-35322-9
定　　价：89.00 元
打击盗版举报电话：010-59787491　E-mail：WQ @ pmph.com
质量问题联系电话：010-59787234　E-mail：zhiliang @ pmph.com
数字融合服务电话：4001118166　E-mail：zengzhi @ pmph.com

珍版海外中医古籍善本丛书

丛书顾问

王永炎

真柳诚 [日]

文树德 (Paul Ulrich Unschuld)[德]

丛书总主编

郑金生

张志斌

校点凡例

一、《小青囊》为明·王良璨编次,约成书于明晚期。今以存世孤本、日本延宝三年(1675)刻本为校点底本。

二、本书采用横排、简体,现代标点。简体字以2013年版《通用规范汉字表》为准(该字表中如无此字,则按原书)。原书竖排时显示文字位置的"右""左"等字样一律保持原字,不做改动。原底本中的双行小字,今统一改为单行小字。

三、底本各卷前原有提要式目录(即目录中还简载内容),此不合现代目录体例。今据正文实际内容新编全书目录,原书卷前目录则作为资料保存。书中各主方下的衍生方甚多,但多数衍生方内容极简且接连排列,故仅示方名,不出页码。

四、校点本对原书内容不删节、不改编,尽力保持原书面貌,因此原书可能存在的某些封建迷信内容,以及某些不合时宜或来源于当今受保护动植物的药物(如虎骨、犀角等)仍予保留,请读者注意甄别,勿盲目袭用。但每卷后重复出现的书名卷次等,则径删不出注。

五、本书为孤本仅存,引用文献甚少,且多不注出所引书名,仅列作者名。本书校勘时尽量追溯原文,若底本引文虽有化裁,但文理通顺,意义无实质改变者,不改不注。惟引文改变原意或文义不通时,方据情酌改,或仍存其旧,均加校记。

六、凡底本的异体字、俗写字,或笔画有差错残缺,或明显笔误,均径改作正体字,一般不出注,或于首见处出注。本书常见易混之形似字甚多,如"疸、疽""末、未""元、亢"等,以及若干自造简化字,亦径改不注。

七、原书的古今字、通假字，一般不加改动，以存原貌，如藏（脏）、府（腑）等字。

八、凡属难字、冷僻字、异读字，以及少量疑难术语，酌情加以注释。原稿漫漶不清、脱漏之文字，用方框"□"表示，不另加注。若能通过考证得以解决，则加注说明。首次出注，后同则不另加注。

九、不规范的医药术语名词，凡属误名者均改为正名，必要时在该名首次出现时加注说明。别名不改。若属异名，或名称异写、俗写者（如黄耆－黄芪、薑－姜等），原则上均依底本，必要时予以改正，并在首次改正时加注说明。

目录[1]

---

[1] 目录：原书目录置于各卷前，诸方后附加减方药、别名及少数剂量、剂型等内容，此不合现代目录体例。今将原目录作为提要资料置于各卷前，另据实际内容新编此目录。主方之后诸方众多，故仅示方名，不出页码。

[2] 附方目录：即原书各卷前之目录。

卷 之¹ 一

附 方 目 录²

---

1 之：原无，今按下"汤名"卷次例加"之"字。以下诸卷同，不另出注。
2 附方目录：此为原书卷前目录，今作为原始资料保存。原方名后常缺"汤""散"诸字，为免繁注，后补之字括以六角符号"〔 〕"。方名后小字注则予校勘与正文差异。

第一　四君子汤 附方三十二[1]

四君加白芍高良姜汤 加白芍、良姜。

加味四君子〔汤〕[2] 加秦艽、黄蜡。

朱君散[3] 加朱砂、麝香。

加减四君子〔汤〕加黄芪、扁豆、藿香。

乌蝎四君子〔汤〕加川乌、全蝎。

六神汤 加黄芪、扁豆。

七珍汤 加山药、黄柏、粟米、姜末[4]。

参苓白术散 加山药、扁豆、砂仁、莲肉、薏苡仁、桔梗。

平和[5]饮子 去白术，加升麻。

四君子加姜附[6]厚朴汤 加生姜、附子、厚朴。

胡洽酸枣仁汤 加酸枣仁。

钱氏[7]异功散 加陈皮。

补中汤 作丸名调中丸，加干姜。

六君子汤[8] 加黄芪、山药。

惺惺散 加桔梗、细辛、花粉[9]。

钱氏白术散 加木香、藿香、干葛。

内救散 加木香、藿香、茯神。

仲景附子汤 生[10]附、官桂、芍药。

---

1 二：原作“三”，今据正文实际方数改。

2 〔汤〕：六角符号中的文字原脱，据正文补。为免繁注，原卷前目录脱字均用六角符号“〔〕”括住以为标记。下同径补。

3 散：原作“汤”，据正文改。

4 姜末：原脱，据正文补。

5 和：原字残，据正文补正。

6 附：原脱，据正文补。

7 钱氏：原脱，据正文补。

8 六君子汤：此下原作“加陈皮、半夏；又六君子汤，加黄芪、山药”。正文无加陈皮、半夏之六君子，故删前一同名方。

9 花粉：即天花粉，正文作“瓜蒌根”。

10 生：原缺，据正文补。

养脾丸 加麦蘖[1]、砂仁、干姜。

半夏汤 加附子、官桂、半夏。

加味四柱饮 去甘草，加木香、附子。

仲景茯苓饮 去甘草，加枳实、陈皮。

甘草汤 去人参，加官桂。

断下汤 去人参，加草果。

八珍汤 合四物汤。

调胃散 合平胃散。

六君子汤 合二陈汤。

又六君子〔汤〕合二陈，去甘草，加枳壳。

赤茯苓汤 合二陈，去甘草，加川芎。

四兽[2]饮 加陈皮、半夏、草果。

十全[3]大补汤 合四物汤，加黄芪、肉桂。

易简[4]胃风汤 合四物汤，去甘草、地黄，加桂。

---

1 蘖：原字残，据正文补正。
2 兽：原字残，据正文补正。
3 全：原字残，据正文补正。
4 易简：原缺，据正文补。

卷 之 一

汤 名[1]

秣陵求如王良璨玉卿氏编次

---

1 汤名：原在"卷之一"前，今移至卷次之后。以下各卷均同。

第一　四君子汤

本方加减汤名廿四[1]方，合和汤[2]名八方，共计三十二[3]方，附于后

四君子汤方 补气之总剂。譬如浑厚和平之君子，不为奸险卒暴之小人，故命名曰"四君子"。

人参 君。一两。补肺和脾，能动肺火，吐血、久嗽、面黑气实之人忌之。

白术 臣。一两。土炒。健脾燥湿。动气者不宜。忌桃、李、雀肉、胡荽、大蒜、青鱼。

茯苓 佐。一两。降气渗湿。目病者不宜。忌醋及酸物。

甘草 国老。五钱。补脾和中。忌菘菜，反甘遂。

右哎[4]咀，每服四钱，水一盏，生姜七片，煎六分，去滓服。

手足痿弱[5] 治手足痿弱：吴山甫[6]曰：阳明虚，宗筋失养，不能束骨而利机关，故令手足痿弱。夫阳明者，胃也。胃为土，土者，万物之母。《易》曰：至哉！坤元。万物资生。若胃土一虚，百骸失养，而绝其生气矣，故宗筋纵弛。是方也，人参、甘草，甘温之品也。甘者土之味，温者土之气，故足以益阳明。白术、茯苓，燥渗之品也，燥之则土不濡，渗之则土不湿，故足以益脾胃。凡人大病之后，手足痿弱者，率是阳明经虚也，能于胃而调养之，则继东垣之戒矣。

治诸急病，遗尿不禁：诸急病，谓卒然暴仆也。吴山甫曰：遗尿不禁者，形气将脱。无形之气不足以固有形之溺也。甘温为阳，可使益气。四味皆甘温，故可用之。或问：茯苓淡渗，当遗尿之时，可以去否？曰：苓有二品，枯而不泽者宜去，若坚洁而润者，则亦不嫌。其为苓也，用之引人参以就下，直达膀胱，谁曰不可？○东垣曰：小[7]便多而能止。

大便血 治年[8]高气弱有痔，误服攻痔之药，致血大下不止而虚脱者。吴山

---

1 四：原作"三"，据实际方数改。
2 合和汤：指配合其他药方组成的新方。
3 二：原作"一"，原目录作"三"，今据实际方数改作"二"。
4 哎：原字残，据文义补正。
5 手足痿弱：原系眉批，今加方框置于各条之前。下同。
6 吴山甫：即明·吴崑，字山甫。著《医方考》（1584年）。
7 小：原字残，据《汤液本草》改，与残笔合。
8 年：原字残，据下引"吴山甫"言"故年高气弱"补正。

甫曰：血，有形之阴也，必赖无形之气以固之。故年高气弱则血下，久药损气则血下。是方也，皆甘温益气之品也。大气充盈，自足以固有形之血。譬之乾元充盈于两间，自能举乎大地，而无倾陷之危者也。

吐泻转筋　若吐泻转筋，头痛自汗，脉虚者，加桂。桂，主霍乱转筋。

若中风半身不遂在右，为气虚有痰，合二陈汤加竹沥、姜汁。噎膈加童便、竹沥、姜汁、韭汁、牛羊乳。

劳　劳极伤脾，面色痿黄，唇吻焦燥，饮食无味，腹痛肠鸣泻痢，四肢倦怠，脉虚濡数。加酒芍、莲肉、薏苡仁、白扁豆、山药、猪苓、泽泻。

痿　气虚成痿，加参、术、黄芩、黄柏。

痢　痢疾，力倦气少，脾胃虚而恶食，此为挟虚，加当归、芍药补之。

下痢久而气血大虚，腹痛频，并后重不食，或产后得此，加当归、陈皮、糯米。

泄　气虚泄泻，加白芍、升麻。

泄　水泻而腹不痛者，属气虚，倍白术，加黄芪、升麻、柴胡、防风，补之以提之。

便血　脾胃虚弱，便血不止，依本方。

疮　治疮疡，午前发热。

吐　小儿呕吐，加丁香、橘红、炮干姜、姜、枣去核。

治小儿伤食泻。

痘疮，大便不硬，一日一行，则内之谷气有限，而气血易衰，顺和中加炙黄芪、木香、青皮。

痘，大便泄，依本方。

痘，吐利，依本方。如吐酸水，利黄色，或青绿，气臭，皆热也，不可与服。若吐清淡水，利清白、不臭，乃内虚也，宜与之。

痘，利久不止，本汤送肉豆蔻丸。肉豆蔻丸治胁塞而利，方用肉豆蔻、木香、砂仁、白龙骨、诃子肉各五钱，赤石脂、枯矾各七钱半，面糊丸黍米大，一岁五十丸。

痘，曾多吐泻，脾脏虚怯，手足厥冷，此为恶候，不可单用发表，急宜补，加黄芪、桂枝、防风以发之。发后以本方加黄芪、白芍、当归、桂心，以补脾养气血也。

痘，不因内伤外感，一向热而不出，此里气虚，不能驱其毒使之即出，而毒邪得以留连停伏于脏腑肠胃间。宜先托里，加黄芪。

痘，红润而形平。陷者，血至而气不充也，宜补气，加黄芪、川芎、桂。

痘，灰白者，气虚也，加黄芪、当归、桂。

痘，起发迟滞，顶平灰白，气虚也。泻未止者，本方下肉豆蔻丸。方见于前。

肠风 若肠风、五痔下血，面色痿黄，加黄芪、白扁豆。黄芪主肠风五痔，白扁豆主风气。

暴死痰饮 若暴死有痰声者，名痰厥，加竹沥、姜汁。吴山甫曰：痰厥者，虚阳载痰上逆之名也。所以令人暴死者，顽痰塞其清阳呼吸之道也。痰既塞而气欲通之，故喉中有声。《经》曰：壮者气行则愈，怯者着而成病。故用温补之味以壮气，佐之竹沥、姜汁以行痰。

耳鸣脚软 若耳鸣脚软力乏，口淡无味，姜、枣煎服。为细末服最可。

附：本方加减汤名治病

吐泻 **四君子加白芍高良姜汤** 即本方加白芍、良姜。治吐泻转筋，腹痛体重，脉沉细者。白芍主腹痛。

劳嗽 **加味四君子汤** 即本方加秦艽、黄蜡等分。治劳嗽[1]。

吐泻 **朱君散** 即本方加朱砂、麝香为末，灯心、钩藤汤下。治小儿虚弱，惊悸、吐泻后有此证并粪青。

吐泻 **加减四君子汤** 即本方加黄芪、扁豆、藿香。治吐泻。

惊 **乌蝎四君子汤** 即本方加川乌、全蝎。治慢惊风。

脾虚 **六神汤** 即本方加黄芪、扁豆。治痔漏下血，面色痿黄，脾胃虚弱，四肢乏力，饮食无味，中气下陷，不能摄血，并脾胃虚吐泻。

劳 **七珍汤** 即本方加山药、黄柏、粟米、姜末，治劳瘵咯血。

参苓白术散 即本方加山药、扁豆、砂仁、莲肉、薏苡、桔梗。治脾胃虚弱泄泻，一切病后，以此养胃。○如治禁口痢，加石菖蒲、枳壳、陈仓米。

变蒸 **平和饮子** 即本方去白术、加升麻。治小儿变蒸，三日进一服。

1　治劳嗽：原为小字。按本书体例，衍生方后的主治以大字为多，据此改大字。下同径改。

霍乱吐泻 **四君子加姜附厚朴汤**　即本方加生姜、附子、厚朴。治霍乱吐泻，四肢拘急，脉沉迟者。姜主霍乱转筋吐泻，附子主霍乱转筋，厚朴疗霍乱转筋及腹痛。

振悸不眠 **胡洽酸枣仁汤**　即本方加枣仁。治振悸不得眠。

脾虚腹痛自利 **钱氏异功散**　即本方加陈皮。治脾胃虚冷，肠鸣腹痛自利，不思饮食。○又宜病后调理。○又凡小儿虚冷病，先以数服正其气，温中和气之剂也。

伤寒两感 **补中汤**　作丸名调中丸。即本方加干姜。治脾胃不和而作呕。○又治伤寒两感。

健脾 **六君子汤**　即本方加黄芪、山药。治伤寒汗下之后，将见平复，服此调理，健脾进食。

小儿风热痘疹 **惺惺散**　即本方加桔梗、细辛、瓜蒌根。治小儿风热疮疹，伤风时气，头痛壮热，目涩多眠，咳嗽气粗，鼻塞清涕，或伤食。生姜三片，薄荷三叶，煎服。

小儿肌热、脾虚泄泻 **钱氏白术散**　《易简》亦名惺惺散：即本方加木香、藿香、干葛。治小儿脾虚肌热，泄泻，胃热烦渴。○吴山甫曰：脾虚者，补之以甘，故用四君子；肌热者，疗之以清，故加以葛根；脾困者，醒之以香，故佐以木、藿。

小儿泄泻 **内救散**　即本方加木香、藿香、茯神。止小儿泄泻。

风寒湿痹 **仲景附子汤**　即本方加生附、官桂、芍药。治风寒湿痹，骨节痛，皮肤不仁，肌肉重着，四肢缓纵，腰脚酸痛。

养脾胃 **养脾丸**　即本方加麦蘖、砂仁、姜，蜜丸。补养脾胃。

半夏汤　即本方加官桂、半夏、附子。一名大半夏汤。

真阳耗散 **加味四柱饮**　即本方去甘草，加木香、熟附子。治丈夫元藏气虚，真阳耗散，两耳常鸣，脐腹冷痛，头眩目晕，四肢倦怠，小便数滑，泄泻不止。姜、枣煎服。大病后尤宜调理。

停饮吐水 **仲景茯苓饮**　即本方去甘草，加枳实、陈皮。治胸中停饮，心下宿水，吐水，气满，不饮食。

停饮目眩 **甘草汤**　即本方去人参，加官桂。治停饮目眩。

赤白痢 **断下汤**　即本方去人参，加草果。如[1]术、茯苓、甘草五分，用带壳草果一两。

1　如：此下举例说明该方药物的用量比例。

治久痢赤白，不问老幼。用罂粟壳十四枚，去筋膜、萼蒂，剪碎，醋浸为粗末，同剂姜、枣、乌梅煎服。赤痢加黑豆二粒。白痢加干姜。五分。

附：本方合和汤名治病

补气血 **八物汤**　即本方合四物汤，一名八珍汤。补气血，和阴阳。

健脾和胃 **调胃散**　即本方合平胃散。健脾和胃。

气虚痰 **六君子汤**　即本方合二陈汤，治气虚，痰气不利。又治久病胃虚，闻谷气而呕。又治脾虚鼓胀，手足倦怠，短气溏泄。

久病胃虚及脾虚胀 **又六君子汤**　即本方合二陈汤，去甘草，加枳壳。治素有痰饮，胸膈痞满，脾胃虚寒，不嗜饮食，服燥药不得者。

顺气消痰止呕 **赤茯苓汤**　即本方合二陈汤，去甘草，加川芎。顺气消痰止呕，调中益气，补胃驱湿。

瘴疟 **四兽饮**　即本方合二陈汤，加草果。治五脏气虚，喜怒不节，劳役兼致，阴阳相胜，结聚涎饮，与胃气相搏，发于疟疾。○又治瘴疟，用乌梅、姜、枣煎，入盐少许[1]，浸前药食顷，纸包水湿，慢火煨令香熟，焙干。每用五钱，水煎，未发前连进数服。

五劳七伤 **十全大补汤**　即本方合四物汤，加黄芪、肉桂。治男妇诸虚不足，五劳七伤，生血气，补脾胃。

肉极 又治肌肉消瘦，皮肤枯槁，谓之肉极。

血虚 又治一切血虚，往来寒热，或五心常热，言语无力，面色痿黄，头目昏晕。

过耗神气 又治言语读诵，过耗神气，致成虚损，是谓叫呼走气。○又治思虑过度，嗜欲无节，或病后将息失宜成劳，头旋眼晕，身疼脚弱，心怯气短，自汗盗汗，或五心常热，或往来寒热，或骨蒸作热，夜多恶梦，昼少精神，耳内蝉鸣，口苦无味，饮食减少。

痓 又治发汗过，因而成痓。○又治疮家，虽身疼，不可发汗，发则成痓。○又治痢后气血大虚。

胸痛 又治胸膈痛，横满胸间。○又治去血多而渴。

1　许：原作计，据字形及文义改。

劳疟 又治劳疟久不差，真气以耗，邪气犹存。

经不调[1] 又治脾胃虚弱，气不运行，以致经血不调。

痈疽 又治痈疽不作脓，或熟而不溃者，虚也。○又治痈疽溃后，寒气袭于疮口不敛，或下陷不敛。

疮 又治疮久，血气虚弱，头面腹背皆疮疥。

痘皮薄 又治痘皮嫩薄，如淫湿之状，或食少自利。

痘不起 又治痘出已尽，当起不起，或起不透。此里气虚，毒气留伏，壅遏而不出，必增烦躁腹满、喘促，或后为痈毒，急宜此救里。

痘陷色枯 又治痘形平陷，色枯萎。

痘迟发 又治痘起发迟，顶平灰白，去地黄，加木香。

痘中无水 又治痘如浮囊虚起，壳[2]中无水，后必变痒塌为痈肿，急宜服此，去白术，加牛蒡子、连翘、防风，烧人尿。○又治痘虚痒。

痘烂、痘后手足拘挛 又治痘脓熟溃烂。又治痘后手足拘挛，屈伸不便，去地黄、茯苓，加续断。

痘后蚀疮 又治痘后疳蚀疮，时痛，出血，日久不痊。

痘持[3]崩 又治妇人一向崩漏未止，当天行痘疹，宜用此大补气血。

痘时月水 又治女人出痘止，当起发灌浆之时，经水忽来，痘陷伏者。

孕妇痘 又治孕妇痘甚时，忽临正产者。

产后痘 又治产后痘疹。

泄泻 **易简胃风汤** 即本方合四物汤，去甘草、地黄，加桂。治大人、小儿风冷，乘虚客于肠胃，水谷不化，泄泻注下，及肠胃湿毒，下如豆汁，或下瘀血者。

1　不调：原作"加匀"，义晦，据其下主治改。

2　壳：原误作"谷"，据文义改。

3　持：原字小而模糊，据字形及主治揣测为此字。

卷之二

附方目录

第二　四物汤 附方五十三

四物二连〔汤〕加黄连、胡黄连

四物大黄〔汤〕加大黄

奇效四物〔汤〕加胶、艾、黄芩

风六合汤 加秦艽、羌活

又风六合汤 加防风、羌活

虚寒六合〔汤〕加干姜、附子

湿六合〔汤〕加白术、茯苓

热六合〔汤〕加黄连、栀子

气六合〔汤〕加木香、槟榔

气虚六合〔汤〕加桂枝、地骨皮

风湿六合〔汤〕加苍术、防风

升麻六合〔汤〕加升麻、连翘

大黄六合〔汤〕加大黄、桃仁

人参六合〔汤〕加人参、五味

厚朴六合〔汤〕加厚朴、枳实

栀子六合〔汤〕加栀子、黄芩

石膏六合〔汤〕加石膏、知母

茯苓六合〔汤〕加茯苓、泽泻

琥珀六合〔汤〕加琥珀、茯苓

胶艾六合〔汤〕加胶、艾

附子六合〔汤〕加附子、官桂

玄胡六合〔汤〕加玄胡、川楝

黄芩六合〔汤〕加黄芩、白术

芍药六合〔汤〕倍芍药,加黄芪

香桂六合〔汤〕加香附、官桂

六合汤 加官桂、蓬术

四物胶艾〔汤〕加胶、艾、甘草

温六汤 加羌活

黄芪解肌〔汤〕加人参、黄芪、甘草、苍术

保安汤 加砂仁、甘草

六神汤 加地骨皮、黄芪

茱萸四物〔汤〕加茱萸

四物桔梗〔汤〕加桔梗、黄柏、竹沥、姜汁

四物龙胆汤 加胆草、防风、防己、羌活

四物玄明饮 加车前、木通、玄明粉

参术饮 加人参、白术、陈皮、半夏

羌活龙胆汤 加羌活、防风、龙胆草、防己

地黄当归汤 一名内补丸。去川芎、芍药

君臣散 一名芎归汤，一名当归汤，一名佛手散、一名琥珀散，一名验胎散，即本
　　　方去地黄、芍药

羊肉汤 去地黄、芍药，加羊肉

桂香汤 去地黄、芍药，加桂

灵苑[1] 丹 去地黄、芍药、当归

四神汤 为末，名四神散。去地黄，加干姜

金匮当归〔散〕去地黄，加黄芩、白术

增损四物〔汤〕去地黄，加干姜、人参、甘草

犀角地黄〔汤〕去芎、归，加犀角、牡丹皮

八珍汤 合四君子

三和汤 合凉膈散

玉烛散 合调胃承气汤

柴胡四物汤 合小柴胡

解毒四物汤 合黄连解毒

茯苓补心汤 合参苏饮

十全大补汤 合四君，加黄芪、桂

---

1 苑：原作“华”，正文作“苑”，与《医垒元戎》卷十一“灵苑丹”合，因改。

卷 之 二

汤 名

秣陵求如王良璨玉卿氏编次

泾川完素杨文见　　　助梓

第二　四　物　汤

本方加减汤名四十六方，和合汤名七方，共计五十三方，附于后。

四物汤方 治血之总剂，妇人之要药。

当归 君。和血归经。如血刺痛，非此不除。通肾经。《汤液本草》云：治上酒浸，治外酒洗。痰，以姜汁透。与菖蒲、海藻相反。

芍药 臣。凉血补脾。如腹中虚痛，非此不除。通脾经。产后不可用白芍，以其酸寒，能伐生发之气故也。如用之，则以酒、童便浸制，炒，去其酸之性，但存生血之能，无妨。又云：虚寒人禁之。

地黄 佐。生者，生血宁心；熟者，补血滋肾。如脐下痛，非此不除。通心、肾二经。《汤液本草》云：治外、治上酒制。痰，以姜汁制。忌铜、铁及萝卜。犯之男子损荣，女子损卫，白人鬓发。

川芎 使。行血通肝，治风泄也。如血虚头痛，非此不除。通肝经。丹溪曰：久服令人暴亡，不可单用之，则走散真气。既使他药佐之，亦不可久服，中病便已。

右各等分，每服六钱，水一钟半，煎八分，去渣，温服。若妇人。常服。春脉弦、头痛，加防风，倍川芎。夏脉洪、飧飧泄，加黄芩，倍白芍。秋脉沉涩、血虚，加天门冬，倍地黄。冬脉沉，寒而不食，加桂枝，倍当归[1]。

经水不及期来者，血热也。丹溪曰：加黄连，忌猪肉，食之漏精。又曰：气血俱热也，宜凉气血。去川芎，加柴胡、主血，主气。黄芩、香附。血中之气药。

经水过期 经水过期而来者，血虚也。丹溪曰：宜补，加黄芪、补血，主月候不调。升麻、陈皮。

经水紫黑 经水过期，紫黑有块，血热也，作痛。丹溪曰：加香附、黄连、柴胡。《象》曰：产前产后必用之药。

经水色淡 经水过期，色淡者，丹溪曰：痰多也。去白芍、地黄，加二陈汤。

经水不调腹痛 经水不调，心腹疠音朽，急痛也。痛去白芍、地黄。

经水色淡 经水不调，淡白色，宜补气血。丹溪曰：去川芎，走散真气。加人参、补气，通血脉。黄耆[2] 补气血，调月水、香附。如兼腹痛，加阿胶、主心腹痛，补血

---

1 归：原作"皈"，日本刻本作"归"字，今改。下同径改。
2 耆：原作"著"，音义均误，据《神农本草经》改。下同径改。

益气。艾、止腹痛。玄胡。治月水不调，小腹痛。

经水将来作痛 经水将来作痛，血实也，一云气滞。丹溪曰：加桃仁、苦能泄滞血，甘能生新血，又去血中之热。红花与当归同用则和血。香附。

经来时肚痛 经水来时肚痛。丹溪曰：加陈皮、玄胡、牡丹皮、通月经，忌蒜。甘草。利血气。痛甚者，豆淋酒。调中下气。痛缓者，童便煮砂仁、条芩，末为丸。

经欲行、脐绞痛 经水欲行，脐腹绞痛，血涩也。加玄胡、槟榔、破滞气、血积聚。苦楝[1]、炒焦，主上下腹痛。木香。治中下焦气结滞，须用槟榔为使。丹溪曰：行肝经气。

经水临行腰腹痛[2] 经水临行，腰疼腹痛，乃血滞，有瘀血。丹溪曰：加桃仁、红花、主心腹中血气刺痛，破留血。莪术、主心腹痛，疗女人血气，通月水，消瘀血。《液》云：其色黑，破气中之血。虽为泄剂，亦能益血。醋炒用。玄胡、香附、木香。发热加黄芩、柴胡。

经行腹腰背痛 经行腹痛，腰背痛，加芸薹、破结血之病。牛膝、主腰脊痛，通月水血结，益精。忌牛肉。红花、吴茱萸、主腹内绞痛。庵䕡、通月水。甘草、主腰痛。灯心。银器煎服。

经水少 经水少而色和者，倍熟地黄、当归。

同，色淡 经水少而色淡者，加红花。益血，益色。

经水数少 经水数少，或胀或痛，四肢疼痛，加玄胡、没药、破血，止痛。白芷，主月水闭。共为末，淡盐[3]汤下。

经水微少 经水微少，渐渐不通，手足顽疼，渐瘦，生潮热，脉微数。去地黄、川芎，加泽兰叶三倍、养血气，治产前产后百病，女人劳瘦。甘草半分。

经水适来适断 经水适来适断，或有往来寒热。先服小柴胡汤去寒热，后以本方和之。如寒热不退，勿服本方，是谓变证。表邪犹有，不能效也。

经水暴下 经水暴下，加黄芩。若腹痛，加黄连。夏月不去黄芩。璨谓暴下乃血热所致，热则流通义也，故加黄芩、黄连之苦寒以清热，使血循[4]经而不妄行也。

经水过多 经水过多，别无余证，加黄芩、白术。名黄芩六合汤。丹溪曰：加

1　楝：原作"练"，据《神农本草经》改。下同径改。

2　痛：原无，据其下主治补。

3　盐：原误作"监"，据字形及文义改。

4　循：原作"修"，据字形及文义改。

参、术。带痰加南星、半夏。又曰：去熟地黄，加生地黄。

经水淋沥 经水淋沥不断，加莲房。莲能止血，房主腹痛、血胀。

经水如黑豆汁，加芩、连，热甚也。气冲经脉，月事频并，脐下多痛，倍白芍，加黄耆。主腹痛，月候不调。

月事频并 经水过后作痛，气血俱虚。丹溪曰：虚中有热，合用四君子汤。

经枯经闭 经枯经闭，加桃仁、红花。

经闭 经闭加枳壳、大黄、下血闭，老血留结，通经。荆芥、下瘀血，通血脉。黄芩、下血闭，为大黄使。青皮、滑石、逐凝血。木通、破血，闭经不通。瞿麦子、下闭血，通肾气，治月水不调，只用蕊壳。海金沙、山栀、治血滞。车前子。叶及根主瘀血，下血下气。

阴虚经不通 阴虚，血脉久不通，小便涩，身体疼痛。丹溪曰：加苍术、治腰膝及五劳七伤。牛膝、通月水血结，益精。陈皮、生甘草、通经脉，利血气。肉桂、黄芪、木通 调月水。红花、姜、枣。

经不通 经水不通，加野苎根、行滞血，破血。牛膝、红花、苏木，主月水不调，破死血。旧酒同煎。

血崩 血崩，不黑成块者，热也，加黄连。血崩，加生地、蒲黄、主崩中不住，消瘀血，止血。消肿生用，补血、止血炒用。黄芩、阿胶、艾。主漏血。

血崩，加黄芩、阿胶、艾。名**奇效四物汤**。

血崩，丹溪曰：先以白芷汤调百草霜、棕灰治其标，次四物汤加干姜调理。

血藏虚冷、崩中，去血过多，加阿胶、艾。

血崩淋沥不断，本方四两，加炮附子一个，赤石脂一两。主崩中漏下，涩可以去脱，石脂为收敛之剂，甘酸为阳中之阴，固脱。

漏下乃热而虚。丹溪曰：加黄连。崩漏，加人参二钱，吴茱萸一钱，姜、枣煎服。

血崩气血虚，加参、耆。

注崩，补血。加百草霜、棕灰、首绵、炒蒲黄、龙骨、白姜。

白带 白带，加肉桂、蒲黄、治带下，止泄精，炒用。百草霜、甘草、黑豆、白术、玄胡、白姜、龙[1]骨，空心盐汤酒下。

---

1 龙：原字残，据文义补。

赤白带下，本方四两，加香附、官桂各半两。**名香桂六合汤。**

带下及便血，加荆芥、地榆。主赤白[1]带下。

胎动血下 胎动不安，下血不止，头痛寒热，耳鸣，为血虚劳伤所致。加黄芩、荆芥、止血。生地、赤芍、生姜。

胎动血下 胎动不安，下血不止，加艾、阿胶、黄耆。补血。一方加葱。

安胎及漏胎下血，加阿胶、艾、甘草、炒蒲黄。

子烦 妊娠心腹烦躁而闷乱者，子烦也，加竹茹。

恶阻 妊娠恶心而阻隔饮食，生寒热，面青者，名恶阻。从痰治，加陈皮、茯苓、甘草、枳壳、白术。

漏胎 胎动漏血不止，名漏胎。加黄耆、侧柏、阿胶、甘草、续断。

妊娠小肠气 妊娠小肠气痛，加木香、茴香。

妊娠嗽 妊娠咳嗽，加枳壳、甘草、款冬花、知母、马兜铃、半夏、木通、葶苈、人参、桔梗、麦门冬。

胎气脚痹 胎气冲肝，脚痹，行步难。加枳壳、木通、甘草、连翘、荆芥、羌活、独活、山栀、灯心，空心服。

临产小腹痛 临产小腹紧痛，加红花、滑石、甘草、灯心、葵花子。

妊娠喑哑 妊娠喑哑[2]，本方合调胃承气汤。**名玉烛散。**

转胞 妊娠转胞，加参、术、陈皮、半夏。**名参术饮。**

常保胎气，本方[3]：

妊娠常服，去地黄，加黄芩、白术，**名金匮当归散。**养血清热之剂也。瘦人血少有热，胎动不安，素曾半产者服之，以清其源而无咎也。

妊娠伤寒中风有汗 妊娠伤寒，中风，表虚自汗，头痛项强，身热恶风，脉浮而弱，太阳经病。本方四两，加桂枝、地骨皮各七钱。**名表虚六合汤。**

妊娠伤寒无汗 妊娠伤寒，头痛身热，无汗，脉紧，太阳经病。本方四两，加麻黄、细辛各半两。**名表实六合汤。**

妊娠伤风自汗 妊娠伤风自汗，加人参、黄耆、苍术、甘草。**名黄耆解肌汤。**

妊娠伤寒中风湿 妊娠伤寒，中风湿之气，肢节烦痛，脉浮而热，头痛者，太

1　带下……赤白：原句多字残缺，据残笔及文义补。

2　喑哑：原残，据眉批补。

3　方：原脱。据下文常提到"本方"补。

阳标病也。本方四两，加防风、苍术各七钱。名**风湿六合汤**。

妊娠伤寒下后发班 妊娠伤寒下后，过经不愈，温毒发班如绵纹者，本方四两，加升麻、连轺各七钱。名**升麻六合汤**。

妊娠伤寒胁痛 妊娠伤寒，胸胁满痛而脉弦，少阳经病。本方四两，加柴胡、黄芩各七钱。名**柴胡六合汤**。

妊娠伤寒大便硬、小便赤 妊娠伤寒大便鞕，古硬字。小便赤，气满而脉沉数，阳明、太阳合病也。急下者，本方四两，加大黄五钱，桃仁十个炒。名**大黄**[1]**六合汤**。

妊娠伤寒下后咳嗽 妊娠伤寒下后咳嗽不止。本方四两，加人参、五味各五钱。名**人参六合汤**。

妊娠伤寒下后痞 妊娠伤寒下后虚痞胀满者，阳明本虚。本方四两，加厚朴、枳实各五钱。名**厚朴六合汤**。

妊娠伤寒汗下不得卧 妊娠伤寒汗下不得卧者，本方四两，加栀子、黄芩各五钱。名**栀子六合汤**。

妊娠伤寒大渴 妊娠伤寒大渴，蒸蒸而烦，脉大而长。本方四两，加石膏、知母各五钱。名**石膏六合汤**。

妊娠伤寒小便不利 妊娠伤寒，小便不利，太阳本病。本方四两，加茯苓、泽泻各五钱。名**茯苓六合汤**。

妊娠伤寒小便赤 妊娠伤寒，小便赤如血者，太阳本病。本方四两，加琥珀、茯苓各五钱。名**琥珀六合汤**。

妊娠伤寒汗后血漏 妊娠伤寒汗下后，血漏不止，胎气损动者，本方四两，加阿胶、艾各五钱。名**胶艾六合汤**。

妊娠伤寒四肢拘急腹痛 妊娠伤寒，四肢拘急，身凉微汗，腹中痛，脉沉而迟，少阴病也。本方四两，加附子、桂各五钱 名**附子六合汤**。

妊娠伤寒蓄血 妊娠伤寒蓄血证，不宜堕胎[2]药下之。本方四两，加生地、大黄酒浸各五钱。名**四物大黄汤**。

产后腹胀 产后腹胀，加枳壳、肉桂各三钱。

1　急下……大黄：省略号位置原仅残存"大黄""钱桃"及个别字的残笔。今据《证治准绳·女科》卷一"治法通论"下同方，兼参残缺字空与残存笔画，试补入十余字。

2　蓄血证不宜堕胎：原脱，据《证治准绳·女科》卷一"治法通论"下同方补。

产后腹痛 产后恶露，腹痛不止，加桃仁、苏木、牛膝。

产后阴门突出 产后用力太过，阴门突出。加龙骨末少许，固脱。空心进二服，麻油和汤熏洗。

产后伤风 产后伤风头痛，本方四两，加石膏一两，甘草半两。

产后虚劳 产后虚劳日久而脉浮疾，本方合小柴胡汤。名**柴胡四物汤**。

产后寒热 产后寒热往来，本方四两，加柴胡、麦门冬各半两。

产后烦 产后烦乱，加茯神、远志。

产后痢 产后血痢腹痛，加槐花、黄连、罂粟壳。

产后惊败血积滞 产后被惊，气滞种种，积滞败血，一月内恶物微少，败血作病，或胀，或痛，胸膈满闷，或发寒热，四肢疼痛。加玄胡、没药、白芷，破宿血，生新血。等分为细末，淡醋汤下。或童便、酒下。

产后风百节痛 若血风于产后乘虚发作，或产后伤风头痛，发热，百节痛，加荆芥、主血风。天麻、香附、石膏、藿香。

产后血筑 产后败血筑心，加地骨皮、赤芍。

产后潮热 产后潮热，加白术、柴胡、甘草。除寒热，牡丹皮、地骨皮。二皮俱主寒热。

产后块攻 产后腹痛，块攻腹，加艾、止腹痛。没药、好酒。

产后眼病 产后病眼，加北细辛、得决明，共疗目。石决明、主青盲、赤白翳。菊花、草决明、木贼、益肝胆，明目。羌活、明目。荆芥、甘草。

产后肿 产后浮肿，气急腹大，喉中水[1]鸡声，加牡丹、破瘀血。荆芥、破积聚气，下瘀血。白术、利腰脐血。桑白皮、泻肺热。赤小豆、散恶血不尽，治水肿，皮肤胀满。大腹皮、杏仁、半夏、马兜铃、肺气上急。薄荷。破血，主心腹胀满，下气。

产后失音 产后不语失音，加诃子、人参、沙蜜、百药煎。

产后欲推陈致新，补血海，治诸疾，加生姜。

血块 血积块痛，加莪术、破痃癖，醋炒用。三棱、主老癖、癥瘕结块，妇人血脉不调，心腹刺痛，火炮用。官桂、干漆。消瘀血痞结、疝瘕。丹溪曰：性急而能飞补。用为去积滞之药，积去后补性，内行人所不知也。

肠风 肠风下血，加槐角、槐花、主五痔，肠风血。枳壳、治大肠风。荆芥、治风，

---

1 水：原脱，据《证治准绳·女科》卷一"治法通论"补。

止血。黄芩、大腹皮、地榆、止下部血。石楠叶、逐风。白鸡冠花。止肠风血,炒用。为末,煎服,一半为细末,盐汤、陈酒调下。

便血 大便血,先血后粪为血来近,自大肠来,加槐花、槟榔、枳实、条芩,以泻大肠之火。

大便血,先粪后血为血来远,自小肠来,加木通、栀子、黄连,以泻小肠之火。

便后血 大便后血,有热,有虚热,加条芩、栀子、秦艽。虚加干姜、阿胶、升麻。

大便下血,不问粪前粪后出血,腹胀,脏腑蕴积湿热,及肠胃有风,加地榆、炒黄芩、炒黑栀子、炒黄柏、黄连、炒柏叶、阿胶、槐角、槐花、荆芥穗、陈皮、枳壳、漏芦。

便血 便血有风邪下陷者,盖风伤肝,肝主血故也。宜升提,加防风、荆芥、升麻、柴胡、秦艽、槐花、条芩、地榆、枳壳。

溺血 小便血出于溺窍中,涩、数,盛淋作痛,或杂尿而出者,此膀胱火盛也。加山栀、瞿麦、牛膝、滑石之类,以泻膀胱之火。

小便血出不痛,此心移热于小肠,故血从精窍中出也。加条芩、黄连、山栀,以泻本经之火。

吐血,先吐红,后见痰嗽,多见阴虚火动,痰不下降。丹溪曰:四物汤为主,兼以痰火药。大都吐痰,火载血上,错经妄行,炒山栀、童便、姜汁、竹沥。

吐血 吐血,暴吐、紫成块者,是热伤血结于胸中,吐出方好。加清热药。

吐血、呕血,此胃火也。加石膏、知母。

唾血、血随唾而出也。咯血,血疙瘩也,痰带血丝同。及潮热咳血,从中来也。加盐、酒炒栀、柏,更加肉桂。

衄 衄、吐、咳血及痰中血丝,皆是肺经火盛,加酒芩、茅花、黄连、犀角。

衄、吐血,加竹青、止血。炒蒲黄、止血。藕节、半夏、丁香、诃子、桂子、桂花、红枣、飞罗面、茅根、蚌粉。丹溪曰:湿中之火,是寒剂也。

阴虚,咳嗽吐血者,加黄柏、知母、地骨皮、桑白皮、人参、五味、麦冬。

嗽 午后咳嗽属阴虚。加黄柏、知母,合二陈汤,顺而下之。

好色之人,元气虚弱,咳嗽不已成劳者,加竹沥、姜汁。

劳 劳极伤肺,咳嗽喘促,衄血嗽血,皮肤枯燥,鼻塞声重,时吐痰沫,脉微虚而涩。加沙参、麦冬、五味、知母、贝母、桔梗、桑白皮、地骨皮、款冬花、紫菀[1]、马兜铃、百合、百部，入童便、竹沥、姜汁、韭汁。

劳极伤肾，足胫酸疼，腰背拘急，遗精白浊，面色黧黑，耳轮焦枯，脉沉细者，加知母、黄柏、五味、天冬、麦冬、泽泻、杜仲、肉桂，入童便、竹沥、韭汁。

劳极伤肝，脚痛，目赤面青，颊赤多怒，虚阳不敛，梦与鬼交，甚则卵缩、筋急，脉弦而数。加竹茹、草龙胆、柴胡、黄芩、竹叶、青皮。

三消 上消，丹溪曰：消者多属血不生津液，宜四物汤加人参、五味、麦冬、天花粉，煎；入生藕汁，生地黄汁，人乳。饮酒人入生葛汁。

消 中消，加知母、石膏、滑石、寒水石，以降胃火。

下消，加黄柏、知母、熟地黄、五味子，以滋肾水，当饮缲[2]丝汤。

痿 血虚，痿，加苍术、黄柏，吞补阴丸。

头痛 瘦人头痛，丹溪曰：是热与血虚也，加酒芩、防风。

膈 膈噎，加竹沥、姜汁、韭汁、童便、牛羊乳。

疟 疟疾，夜发为阴中阴，宜补血疏肝。本方合小柴胡汤，十七。加青皮、姜、枣煎，于未发前二时，每日一剂。

疟 妇人久疟，合小柴胡汤服。

热从脚下起，入腹者，虚之极也。盖相火起于九泉之下，此病十不救一。加降火药服。以附子末，津调，贴涌泉穴，引火下行。在足心陷中，屈足、卷指宛宛中，一名地冲。

半身不遂 中风半身不遂者，加桃仁、红花、竹沥、姜汁。瘦人半身不遂，乃阴虚火热，加竹沥、姜汁。

亡阴 伤寒下多，亡阴而痞，加参、苓、白术、升麻、柴胡，少佐陈皮、枳壳。

虚 下元虚，加干姜、甘草。

秘 老人风秘，加青皮。

皮肤皴揭折裂，血出大痛，或肌肤燥痒，皆火烁肺金，燥之甚也。丹溪曰：去川芎，加麦冬、人参、天花粉、黄柏、五味子。

气血不调，加吴茱萸、甘草。

---

1 菀：原作"苑"，据《神农本草经》改。
2 缲：原作"澡"，据《本草纲目》"蚕"条改。

气血不足,肌体烦热,四肢倦急,不进饮食,加地骨皮、黄耆 名六神汤。

气虚弱,起则无力,眶然而倒,加厚朴、陈皮 名气虚六合汤。

血弱生风,四肢痹痛,行步艰难,加乳香、没药、人参、麝香、甘草、五灵脂、羌活、独活、防风、荆芥、南星、白附子、泽兰,炼蜜丸,木瓜、盐汤下。

血虚心腹疼痛,去地黄,加干姜。名四神汤。

四肢黄 虚证四肢黄,加甘草、牡丹皮、泽兰、白薇、苍术、桂心、茴香,蜜丸,淡盐汤或温酒下。

口渴 血热相搏,舌干口渴,加天花粉、麦门冬。

虚汗 虚汗,加麻黄根;汗多者,加浮小麦。

虚渴 虚渴加人参、干葛、乌梅、天花粉。

虚寒,脉微,自汗,气难布息,清便,不自调,加干姜、附子 名虚寒六合汤。

虚寒滑泄 虚寒滑泄,加官桂、附子。

虚冷脐腹痛 脐中虚冷腹痛,腰脊痛,加玄胡、川楝,炒研,止肠风血,炒用。为末,煎服。一半为细末,盐汤、陈酒调下。

大渴 大渴饮水,加石膏、知母,主消渴热中。

大便血 大便下血,四肢寒,膨胀,及肠胃有风,加槐花、枳壳、漏芦[1]、治肠风血。荆芥、木香、白鸡冠花、止肠风血。木通、红内消、紫草、石榴皮、陈皮、黄芩、甘草、茅根、槐角。

老人风秘 老人风秘,加青皮。

下元虚 下元虚,加干姜、甘草。

潮热 虚寒潮热,加柴胡、地骨皮、白术、茯苓、甘草、秦艽、主寒热。知母、主有汗骨蒸。黄芩、麦芽、贝母、人参、乌梅、枣。

潮热 潮热,加前胡、干葛、黄芩、人参、柴胡、地骨皮。

寒热 寒热往来,加炮干姜、牡丹皮。若平常些少虚眩,肢体瘦倦,月信不调、寒热者,只加生姜、薄荷。

骨蒸 骨蒸劳热,加地骨皮、知母、柴胡、黄芩。一方,牡丹皮。

虚热 虚热只渴,加麦门冬、黄芩。

气弱咳嗽 虚劳气弱,咳嗽喘满,加厚朴、枳实。

---

1 芦:原作"胪",无此药名,据《神农本草经》改。

[不眠] 发热，心烦，不得眠，加黄连、栀子。名**热六合汤**。

[劳倦] 浑身劳倦，本方为末，炒姜，陈酒、青蒿，盐和调下。

[咳嗽] 咳嗽，加桑白皮、半夏、人参、生姜、五味子、甘草。

[气血滞腹痛] 气血滞，腹内刺痛，加桂。

[气血冲心腹痛] 气血上冲，心腹肋下满闷，加木香、槟榔。名**气六合汤**。

[心腹满] 心腹满胀，加枳壳、青皮。又云：本方为末，炒姜酒下。

[两胁筑痛块] 血风，两胁筑痛，或盘肠成块，加大黄、荜[1]拨、乳香。

[膨胀] 血风膨胀，加甘草、木香、枳壳、马兜铃、葶苈、紫苏、藿香。

[血风劳] 血风劳，加荆芥、柴胡。

[嗽咳] 风劳咳嗽，加款冬花、知母、阿胶、半夏、麻黄、甘草、马兜铃、黄芩、杏仁、柴胡、干姜、诃子、乌梅。

[眩晕] 风虚眩晕，加秦艽、羌活。名**风六合汤**。

[中湿身重] 中湿身重，无力，身凉，微汗，加白术、茯苓。名**湿六合汤**。

[中湿痛] 诸痛有湿者，加白术相半，天麻、茯苓、穿山甲，酒煎。

[筋骨痛] 筋骨肢节痛及头痛，脉弦，憎寒如疟，加羌活、防风。名**风六合汤**。或加藁本、细辛。亦治损伤，血气乘虚而晕者。

[脚肿] 脚肿，加大腹皮、赤小豆、茯苓皮、姜皮。

[呕吐] 呕吐不止，加藿香、白术、人参。

呕逆饮食不下，加白术、丁香、甘草、人参、砂仁、益智、胡椒。

[眼翳] 眼暴赤作翳，痛，加防风、防己、酒洗。羌活、龙胆草。

[赤眼头风] 赤眼头风，加薄荷、清茶。

[赤眼] 赤眼生风，加黄芩、防风。

[疮] 疮疡脉涩而热，或午后热，依本方。

[痘] 痘疮太赤，根下皮色通红，此血热而气不能管束也，后必起发太骤，皮嫩易破，痒塌而不可救。宜解血分之热，加升麻、地骨皮、红花、紫草。

痘疮枯燥长尖，不光泽，此气至而血不营也。加人参、麦门冬。

痘色红紫者，血热也。加红花、地骨皮、牡丹皮。

---

1 荜：原作"草"，据《证治准绳·女科》卷一"治法通论"改。

痘色红紫，㵼[1]肿者，血热也。合消毒饮，加红花。消毒饮方：牛蒡、连翘、甘草、升麻、山豆根、紫草。

疮赤肿 风疮赤肿，加荆芥、牛蒡、何首乌、甘草、防风、羌活，盐酒下。

乳痈 乳痈，加连轺、山慈菰、红内消、白芷、荆芥、牛膝、蜈蚣、乳香、没药、漏芦。

四肢肿 四肢肿痛，不能举，加苍术。

附：本方加减汤名治病

虚劳 **四物二连汤** 即本方加黄连、胡黄连。治男女或因伤酒，或产后去血，或虚劳，五心烦热。

蓄血 **四物大黄汤** 即本方加大黄。治妊娠伤寒蓄血证。

血崩 **奇效四物汤** 即本方加阿胶、艾、黄芩。治血崩。

眩晕 **风六合汤** 即本方加秦艽、羌活。治风虚眩晕。

筋骨痛 **又风六合汤** 即本方加防风、羌活，或加藁本、细辛。治筋骨肢节及头痛，脉弦，憎寒如疟。又治损伤血气，乘虚而晕者。

虚寒六合汤 即本方加干姜、附子。治虚寒脉微，自汗，气难布息，清便不自调。

湿六合汤 即本方加白术、茯苓。治中湿，身重无力，身凉微汗。

热六合汤 即本方加黄连、栀子。治发热心烦不得眠。

气六合汤 即本方加木香、槟榔。治气血上冲，心腹肋下满闷。

气虚六合汤 即本方加桂枝、地骨皮。以下十二六合汤。治病俱见本方妊娠伤寒条内。

风湿六合汤 即本方加苍术、防风。

升麻六合汤 即本方加升麻、连轺。

大黄六合汤 即本方加大黄、桃仁。

人参六合汤 即本方加人参、五味子。

厚朴六合汤 即本方加厚朴、枳实。

栀子六合汤 即本方加栀子、黄芩。

---

1 㵼：原作"掀"，据其证属血热及字形改。

石膏六合汤　即本方加石膏、知母。

茯苓六合汤　即本方加茯苓、泽泻。

琥珀六合汤　即本方加琥珀、茯苓。

胶艾六合汤　即本方加阿胶、艾。

附子六合汤　即本方加附子、官桂。

玄胡六合汤　即本方加玄胡索、川楝。治小腹痛及脐中虚冷，腰痛，腰脊间痛。

黄芩六合汤　即本方加黄芩、白术。治经水过多。

芍药六合汤　即本方倍白芍、加黄芪。治气冲经脉，月事频并脐下痛。

香桂六合汤　即本方加香附、肉桂。治赤白带下。

六合汤　即本方加官桂、蓬术。治经事不行，腹中急痛，腰腿重痛。

四物胶艾汤　即本方加阿胶、艾、甘草。治胎漏，血崩。

诸痛 **温六汤**　即本方加羌活。一方加白术、茯苓。海藏改正上五味，与苍术相拌。治诸痛有神。

伤风自汗 **黄芪解肌汤**　即本方加人参、黄芪、甘草、苍术。治妊娠伤风自汗。

保安汤　即本方加砂仁、甘草各半。保安胎气。

肌体烦热倦劳 **六神汤**　即本方加地骨皮、黄芪。治气血不足，肌体烦热，四肢倦怠，不进饮食。

茱萸四物汤　即本方加吴茱萸。治血嘈吞吐酸水。丹溪曰：凡吐酸、吞酸。皆属于热，必用吴茱萸，顺其性而折之。

四物桔梗汤　即本方加桔梗、黄柏、竹沥、姜汁。治干咳嗽。干咳嗽者，无痰有声者是也。此证本于气涩，涩微者，连嗽十数声，方有痰出。涩甚者，虽嗽十数声，亦无痰也，故干咳嗽难治。系火郁之甚，乃痰郁火邪在肾中，必用桔梗以开提之，下宜补阴降火，不已则成劳。

四物龙胆汤　即本方加龙胆草、防风、防己、羌活。治目痛暴作云翳。

四物玄明饮　即本方加车前子、木通煎，调玄明粉二三钱，空腹服。治尿血，须臾服一二碗，一剂即止。便血不痛为尿血。

转胞 **参术饮**　即本方加人参、白术、陈皮、半夏。治妊娠转胞。

目赤痛 **羌活龙胆汤**　即本方加羌活、防风、龙胆草、防己。治目赤，暴发云翳疼痛。

补血养胎　**地黄当归汤**　一名**益母丹**，一名**内补丸**，蜜丸名**当归地黄丸**。即本方去川芎、芍药。治胎痛。又补血养胎，与枳壳散间服。盖枳壳散破气有余，本方补血不足。

大便燥　又治大便燥，久虚亡血。

虚头痛、烦晕　**君臣散**　一名**万口君臣散**，一名**芎归汤**，一名**当归汤**，一名**佛手散**，一名**琥珀散**，一名**验胎散**[1]。即本方去地黄、芍药。治月水不调，心腹疠痛。又治血虚头痛。又治产后并一切去血过多烦晕。

虚损　**羊肉汤**　即本方去地黄、芍药、加精羊肉一两，生姜十片。治虚损羸乏，腹中疼痛，往来寒热，呼吸少气，不能支持，头眩自汗。

桂香汤　即本方去地黄、芍药，加桂，酒、小便煎。治产后腹痛。

验胎　**灵苑丹**　即本方去地黄、当归、芍药，单用则川芎为末，艾汤调服，验胎。

四神汤　为末，酒调，名**四神散**。即本方去地黄，加干姜。治血虚心腹疠痛。又治产后瘀血不消，积聚成块，心腹痛。

金匮当归散　即本方去地黄，加黄芩、白术。养血，清热，安胎。

产后寒热　**增损四物汤**　即本方去地黄，加干姜、人参、甘草。治产后阴阳不和，乍寒乍热。如有恶露未尽，停滞胞络，亦能令人寒热，但小腹急痛为异。

膈痛　又治血气不足，四肢怠惰，乏力少气，痛。戴元礼曰：膈痛与心痛不同，心痛则在歧骨陷处，本非心痛，乃心支别络痛耳。膈痛则痛横满胸间，比之心痛为轻。诸方称为嘈杂、烦躁、怔悸、痰饮证也。用五苓散利心、小肠之热，恐非其对，不若用此汤去桂，生血而益其阴。此亦因水制火之义。

血渴　又治去血过多而渴。又治诸病，详见四君子汤后。

衄　**犀角地黄汤**　即本方去芎、归，加犀角、牡丹皮。治伤寒阳明病，口燥，漱水不欲咽[2]者，必衄血服之。又治衄血，脉滑数。又治衄而头汗出，或身上有汗、不止[3]足者，乃难治，加京墨三匙。又治伤寒吐血。又治伤寒及瘟疫，应发而不发，内有瘀血吐衄，面黄，大便黑者。又治风热太甚，眼目赤肿，喉闭，口疮，丹毒。又治虚劳，火动吐衄。

1　验胎散："验胎"二字残缺，据本卷分目录改。

2　咽：原作"燕"，据文义改。

3　止：据文义，乃"至"之音误。即言身有汗，足无汗。

心热发狂 又治热移于肺，咳嗽吐血。又治心经邪热狂热及言语謇涩，发狂心惕，恍惚惑忘。

附：本方合和汤名治病

八珍汤 即本方合四君子汤。治气血两虚。

经不通,白带 **三和汤** 即本方合凉膈散。治经水不通。

经不通,恶露不尽,燥结瘰疬 **玉烛散** 即本方合调胃承气汤。治赤白带。又治月水不通。又治妊娠喑哑。又治产后恶露不尽，脐腹疼痛，时发潮热。又治燥结。又治瘰疬。又治便痈。

柴胡四物汤 即本方合小柴胡汤。治女人日久虚劳，微有寒热，脉沉而芤。

崩漏 **解毒四物汤** 即本方合黄连解毒汤。治经水不住，或如豆汁，五色相杂，面色痿黄，脐腹刺痛，寒热往来，崩漏不止。

虚热 **茯苓补心汤** 即本方合参苏饮。治虚热。

虚损 **十全大补汤** 即本方合四君子汤，加肉桂、黄芪。治法于四君子汤后附方参看。

卷 之 三
附 方 目 录

第三　二陈汤 附方三十三

枳桔二陈汤 二陈加枳实、桔梗

枳缩二陈汤 二陈加枳实、缩砂

倍术二陈汤 二陈汤加白术

黄芩二陈汤 二陈加黄芩

竹茹二陈汤 二陈加竹茹

二术二陈〔汤〕二陈加白术、苍术

加味二陈〔汤〕二陈加枳壳、苍术、姜黄

二陈木通〔汤〕二陈加木通、滑石、人参芦

桂附二陈〔汤〕二陈加官桂、附子

加味茯苓〔汤〕二陈加人参、益智、香附

麦冬二陈〔汤〕二陈加麦冬、白术、当归、黄芩

白龙汤 去陈皮、甘草，加矾

香橘汤 去茯苓，加炒香附

二贤汤 去茯苓、半夏，加食盐

半夏汤 去茯苓、甘草，加桔梗、枳实

芩连二陈〔汤〕二陈加黄芩、黄连

导痰汤 二陈加枳壳、南星

温胆汤 二陈加枳实、竹茹、生姜

涤痰汤 二陈加枳壳、桔梗、南星、竹茹、人参、石菖蒲

香橘饮 二陈加木香、砂仁、白术

消暑丹 二陈去[1]橘红

黄连消暑丸 去橘红，加黄连

大半夏茯苓汤 二陈去甘草

橘皮茯苓汤 二陈去半夏

茯苓半夏汤 一名小半夏汤，一名小半夏茯苓汤。二陈去甘草、橘红

橘皮半夏汤 二陈去茯苓、甘草

润下丸 二陈去茯苓、半夏

桔梗半夏汤 去茯苓、甘草，加桔梗

---

1 去：原作"加"，据正文改。

卷 之 三

汤 名

秣陵求如王良璨玉卿氏编次

泾川完素杨文见　　助梓

第三　二　陈　汤

本方加减汤名三十方，合和汤名三方，共计三十三方，附于后。

治痰之总剂 丹溪云：治嗽去痰，伐病根。阴虚、血虚、火盛、干咳者勿用。

二陈汤方 半夏、陈皮，陈久者佳，因名之。

半夏 姜制，五两。豁痰燥湿，能燥阴血。诸血证及津液竭者禁用。忌饴糖、羊肉。

陈皮 去白，五两。消痰利气。有甘草则补肺，无甘草则泻肺。

白茯苓 去皮，三两。降气渗湿。忌醋酸物。

甘草 炙，一两五钱。补脾和中。忌菘菜，食之令人病永不除。

右每服四钱，水一盏，生姜七片，乌梅去核一个，下气去痰。煎六分，热服。
吴山甫曰：湿痰为患，此方主之。夫痰原于湿也。水饮入胃，无非湿化。脾弱不能克制，停于膈间，中下二焦之气，熏蒸稠粘。稀则曰饮，稠则曰痰。痰生于湿，故用半夏辛热以燥湿。茯苓甘淡以渗湿，湿去则痰无由以生。陈皮辛温以利气，甘草甘平以益脾。益脾则土足以制湿，利气则痰无能留滞。益脾治其本，利气治其标也。

若中风风盛痰壅，既用稀涎等药，开其气道，续以此方主之。

若寒痰，加附子、干姜。

寒痰 寒痰清色，痞塞胸中，倍半夏。甚者加麻黄、细辛、温中下气治嗽，最能除痰。忌生菜。乌头。消胸中冷痰。

热痰 热痰黑色，加芩、连、山栀。

因火逆上、有痰，降火为先，加白术、软石膏、黄芩、黄连。

眩晕 眩晕嘈杂，火动痰也，加山栀、黄连。头眩，加枳壳、南星、黄芩、桔梗。

风痰 风痰，加枳壳、南星、牙皂、主风消痰。白附子、主诸风。天麻、僵蚕。气虚者，更加竹沥；气实者，加荆沥。俱用姜汁。

湿痰 湿痰白色，加苍术、白术，姜汁浸炒，甚至加干姜、乌头。湿痰多见倦怠、软弱。

燥痰 燥痰，加瓜蒌、青黛。

老痰 老痰，加海石、朴硝、半夏、瓜蒌、香附、连翘。又云：麸炒枳实，姜汁浸蒸海粉之类。又云：五倍子佐他药，大治顽痰，宜丸服。

郁痰 郁痰，加枳壳、香附。

食积痰 食积痰，加曲蘗、音业。山查、炒黄连、枳实以消之，甚者必用攻之。血虚者，以补血药送下。中焦有痰者，食积也。

血虚[1]有痰 血虚有痰者，加天冬、知母、瓜蒌仁、香附、竹沥、姜。

血滞有痰 血滞有痰，加黄芩、白芍、桑白皮。

脾虚有痰 脾虚有痰，宜补中虚，以运痰降下，加白术、神曲、麦芽，兼用升麻提起。

嘈杂 嘈杂，加黄连、栀子。

呕吐 呕吐，胃中有热，膈上有痰，加黄连、栀子、生姜。

痰厥 痰厥头疼，加半夏。

痰饮凝结 痰饮凝结，如病人目睛微定，暂时转动，目如炭烟色，昔肥今瘦，喘嗽，转侧半难，臂痛，痰也。在上部，寸口脉浮滑；在中部，右关脉滑大；在下部，尺[2]脉洪滑。或在心包，寒热胸满，气促，口无伦语，如见鬼状，此痰结也。以上病俱加苏子、枳实、芩、连、瓜蒌仁、贝母、桔梗、山栀、前胡，去甘草，姜汁调辰砂，温服。

凡为喘，为咳，为呕，为泄，为眩晕、心嘈、怔忡、惊悸，为寒热痛肿，为痞膈，为壅闭，或胸胁间辘辘有声，或背心一片常如冰冷。戴[3]元礼曰：皆痰饮所致此，而如水之壅，有淤浊臭秽。故善治痰者，不治痰而治气。气顺则一身之津液亦随气而顺矣。宜本方加南星、枳壳，名导痰汤。合苏子降气汤。

嗽吐痰 有嗽吐痰，与食俱出者，此饮食失节，致肝气不利，而肺又有客邪。肝浊道，肺清道，清浊相干者，加木香、杏仁、细辛、枳壳各五分。戴元礼论。

热痰 热痰而呕。戴曰：去甘草、橘红，加竹茹如钱大。

平居皆无他事，只有痰数口，或清，或坚。戴元礼曰：去橘红、甘草。

痰饮肩背酸痛 痰饮流入四肢，令人肩背酸疼，两手软痹，医误以为风则非。其治，戴元礼曰：加南星、枳壳、木香、姜黄各五分。

痰饮心冲 痰饮成心冲，脉乱，加南星、枳壳、酸枣仁。

---

1 虚：原误作"滞"，据其下主治改。

2 尺：原作"只"，不通，据文义改。

3 戴：原误作"载"，无此姓。戴元礼（一作原礼），名思恭，元末明初医家。今正，下同径改。

痰饮头痛 痰饮头风,气不顺,停痰上攻头痛,发作无时,依本方。

眉棱骨痛 肝经停饮,发则眉棱骨痛,眼不可开,昼静夜剧。以本方下青州白丸子。

心瘕 心瘕。有痰饮所致,俗名饮瘕。有胃口[1]热,食易消,故瘕。《素问》谓之食瘕。亦类消中之状。又俗名肚瘕,服本方。戴元礼论。

痰气,加黄连。或去橘红、甘草,加枳实。

痰壅 痰涎壅盛而膈痛。戴元礼曰:去橘红、甘草,加枳实一钱。

痰作头痛 痰作头痛,呕吐痰多者。戴元礼曰:加南星、枳壳、川芎。

诸嗽 凡诸嗽,未审内外所感。戴元礼曰:加杏仁、五味、人参各五分。

疟疾 疟疾,不问已发未发,呕吐痰食俱出者。戴元礼曰:加草果五分。

痞闷 因七气所伤,结滞成痰,痞塞满闷。戴元礼曰:加枳壳、南星、木香。

寒呕 寒呕,中脘停寒饮食,喜辛热物,入口即吐。戴元礼曰:加丁香十粒。

热呕 热呕。戴曰:加黄连。

气呕 气呕,胸满膈胀,关格不通,不食常饱,食则常气逆而吐。戴元礼曰:此因盛怒中饮食然。加枳实、木香各五分。

干呕 恶心干呕,欲吐不吐,心下映漾,人如畏船。戴元礼曰:去甘草,或更去橘红。

翻胃 翻胃。戴元礼曰:多为冷气所痞,加丁香十粒,枳壳五分。

吐泻 吐泻及痢疾,或腹冷痛,进热剂太骤,以致呕逆。戴元礼曰:加砂仁、白豆蔻各五分,甚则入沉香少许。

呃 无病偶然致呃,此缘气逆而生,重者或经一二日。戴元礼曰:去橘红、甘草,加枳实。

惊悸后病 自惊悸以后诸病,戴元礼曰:加枳实、生姜。热加竹茹,即温胆汤。同金银煎。或本方加枳壳、南星、石菖蒲各五分。

书空若有所失 失志者,由所求不遂,或过误自咎,懊恨嗟叹不已,独语书空,若有所失。戴元礼曰:加枳实、生姜、人参、柏子仁各五分。

伏暑 伏暑烦渴而多热痰者。戴元礼曰:加黄连。

1　胃口:其下衍"有"字,据戴元礼《秘传证治要诀及类方》卷五删。

[食伤] 食过多而伤，停留中脘，闻食气则呕。戴元礼曰：加砂仁一钱，未愈，更加丁香五分。

[痞塞] 诸痞塞及噎膈，乃是痰为气所激而上气，又为痰所隔，而滞痰与气搏，不能流通。戴元礼曰：加枳实、砂仁各五分。

[胁下痰] 痰在胁下，加芥子。

痰在皮里膜外，加姜汁、竹沥。

痰在四肢，加竹沥。

痰在经络，加竹沥、姜汁、韭汁。

痰在膈间，或颠怔，或健忘，或风痰，加姜汁、竹沥。

[白浊] 白浊，加升提之药，能使[1]大便润而小便长。

[内伤挟痰] 内伤挟痰。加人参、黄耆、白术、姜汁传送，或加竹沥。

附：本方加减汤名治病

[开胸膈去痰] **枳桔二陈汤**　即本方加枳壳、桔梗。开胸膈去痰。

[理脾顺气消痰] **枳缩二陈汤**　即本方加枳实、缩砂。理脾胃，顺气宽中，消痰饮。

[湿痰泄泻] **倍术二陈汤**　即本方加白术。治脾胃中有湿痰，以致泄泻。

[热痰] **黄芩二陈汤**　即本方加黄芩。治热痰。丹溪曰：黄芩治痰，借其下火也。

[痰呕] **竹茹二陈汤**　即本方加竹茹。治胃中有热，膈上有痰，呕吐不止，姜煎。

[呕吐] **二术二陈汤**　即本方加苍术、白术。治呕吐清水，如注不已。

[酒面积痰] **加味二陈汤**　即本方加苍术、枳壳、姜黄，姜、枣煎。治酒面积热成痰，手臂痛，并痰上攻眼肿及身麻痹。

[关格不通] **二陈木通汤**　即本方加木通、滑石、人参芦。治关格，饮食不下，二便不通。

[寒疟] **桂附二陈汤**　即本方加官桂、附子，姜、枣，煎。治寒疟，但寒少热，多腰足冷。

[痰迷心窍] **加味茯苓汤**　即本方加人参、益智、香附。治伤脾涎滞，痰迷心窍，失事健忘。

1　使：原作"便"，据《丹溪心法》卷三"赤白浊"改。

咳嗽痰呕 **麦冬二陈汤**　即本方加麦冬、白术、当归、黄芩。治妇人肺火咳嗽，呕吐痰饮。

酒痰 **白龙汤**　即本方去陈皮、甘草，加矾。治酒积有痰。

痰气 **香橘汤**　即本方去茯苓，加炒香附，姜、枣，煎。治七情所伤，中脘不快，痰气。

痰饮 **二贤汤**　即本方去茯苓、半夏，加食盐。治痰饮。

酒积食痞 **半夏汤**　即本方去茯苓、甘草，加桔梗、枳实。治酒积宿食痞，消痰饮。

热痰 **芩连二陈汤**　即本方加黄芩、黄连。治热痰。

风痰 **导痰汤**　即本方加枳壳、南星。治风痰。又治有饮癖结成块，在腹胁之间。病类积聚，用破块药多不效，此当行其饮。戴元礼曰：何以知其为饮？其人先曾病瘥，口吐涎沫清水，或素来多痰者是也。又治痰饮头风，气不顺，停痰上攻头痛，发作无时者。又治肝经停饮，发则眉棱骨痛，眼不可开，昼静夜剧者。

病后一切惊悸 **温胆汤**　即本方加枳实、竹茹、生姜。治伤寒，一切病后虚烦不得眠。又治胆热惊悸。又治心胆虚怯。

中风痰 **涤痰汤**　即本方加枳壳、桔梗、南星、竹茹、人参、石菖蒲。治中风，痰迷心窍，舌强不得言。

头眩 **香橘饮**　即本方加木香、砂仁、白术。治气滞不能运而作头眩。

消暑 **消暑丹**　即本方去橘红。治中暑不苏。又治伤暑发热头疼。又治伤暑疟疾。又夏月常服止渴，利小便。虽饮水多，亦不为害。是暑药，皆不及此。又治痰饮停饮。制法：半夏一斤，醋五升，煮干；茯苓、生甘草各半斤，姜汁打糊丸，无见生水。每服五十丸，滚水下。

伏暑烦 **黄连消暑丸**　即本方去橘红，加黄连。治伏暑烦渴而多热痰。

痰饮 **大半夏茯苓汤**　即本方去甘草。治痰饮，和脾胃。

橘皮茯苓汤　即本方去半夏。

停痰 **茯苓半夏汤**　一名**小半夏汤**，一名**小半夏茯苓汤**。即本方去甘草、橘红。治停痰留饮，胸膈满闷，呕逆恶心，吐痰水。又治伏暑烦渴而多热痰。又治伤暑呕而痰。又治伤酒，恶心呕逆，吐出宿酒，昏冒眩晕，头痛如破。

痰嗽久不已 **橘皮半夏汤**　即本方去甘草、茯苓。治痰嗽久不已。又治积气痰痞，不下饮食，呕吐。

$\boxed{\text{痰吐及泻}}$ **润下丸**　即本方去半夏、茯苓。治上而痰吐，下而痰泻。制法：以橘红二斤，盐水洗，甘草二两，炙为丸。

$\boxed{\text{痰涎痞满}}$ **桔梗半夏汤**　即本方去甘草、茯苓，加桔梗。治冷热不调，胸膈痞满，痰涎不利，气逆呕哕。

$\boxed{\text{痰壅有声}}$ **千缗汤**　即本方去橘红、茯苓，加皂角一寸。治痰涎上壅，喉中有声。

$\boxed{\text{胃虚痰吐}}$ **白术汤**　即本方去橘红，加白术、槟榔、木香。治胃中虚损及痰吐。

附：本方合和汤名治病

$\boxed{\text{清头目凉膈痰}}$ **清气化痰丸**：即本方合凉膈散。清头目，凉膈化痰，利气。治热痰之剂也。

$\boxed{\text{呕吐}}$ **藿香养胃汤**：即本方合平胃散，去茯苓，加藿香。治呕吐。

$\boxed{\text{四时伤寒}}$ **八解散**：即本方合平胃散与四君子汤，去苍术，加藿香。治四时伤寒，头痛身热，恶风多汗，呕吐恶心，咳嗽痰满，痞闷。

第四　越　鞠　丸

本方加减汤名四方，合和汤名一方，共计五方，附于后。

$\boxed{\text{治郁之总剂也}}$ **越鞠丸方**　一名芎术丸。越鞠者，发越；鞠，郁之谓也。

苍术 米泔水浸一宿，长流水洗净。

抚芎 调血郁。

山栀子 炒黑，治郁。

香附子 醋炒，治气郁。

神曲 炒香，治食郁。

右各等分为末，滴水丸绿[1]豆大，每服六七十丸，白沸汤下。春加防风，夏加苦参，秋冬加吴茱萸。乃《经》所谓升降浮沉则顺之，寒热温凉则逆之。

$\boxed{\text{气郁}}$ 气郁，胸胁痛，脉沉涩者，四君子汤下。

$\boxed{\text{湿郁}}$ 湿郁，周身走痛，或关节痛，遇阴寒则发，脉沉细者，加白芷、茯苓。

---

1 绿：原作"缘"，乃"绿"之形误，据文义改。

痰郁 痰郁,动则喘,寸口脉沉滑,本方合二陈汤加海石、南星、瓜蒌仁。去油。

热郁 热郁,瞀闷,小便赤,脉沉数,加青黛。

血郁 血郁,四肢无力,能食,便红,脉沉,本方合四物,加桃仁、红花、青黛。

食郁 食郁,嗳酸腹饱,不能食,人迎脉平和,气口脉紧盛,加山查、铁砂。醋炒七次,研极细。

附:本方加减汤名治病

食噎 **食郁越鞠丸** 即本方加山查、砂仁。治食噎膈。吴山甫曰:食不自膈也,或由气塞,或由火郁,然后停食而作食膈。

茭山五郁汤 即本方去苍术,加青皮、甘草。解诸郁。

嘈杂 **痰火越鞠丸** 即本方加海石、南星、瓜蒌、青黛。治痰因火动,令人嘈杂。吴山甫曰:嘈杂者,痰火内动,如粗食在膈,令人不自安也。是方也,海石之咸可以软顽痰,南星之燥可以枯湿痰,瓜蒌之苦可以下逆痰,山栀、青黛之苦寒所以泻火,香附、抚芎、苍术之辛香,所以发越鞠郁。

吞酸 **火郁越鞠丸** 即本方加青黛。治七情拂郁,吞酸,小便赤,脉来沉数者。吴山甫曰:一念动处,便是火。故七情拂郁,皆能令人内热、吞酸。小便赤为火,脉沉为郁,数为热,是方加青黛导热,附、芎、栀、术、神曲以解郁也。

附:本方合和汤名治病

治诸郁 **六郁汤** 即本方合二陈汤加砂仁。治诸郁。血郁加桃仁、红花、牡丹皮;气郁加乌药、木香;痰郁加南星、枳壳、小皂荚;湿郁加白术、倍苍术;热郁加黄连、倍山栀;食郁加山查、麦芽、青皮,倍神曲。

附论

丹溪曰:气血冲和,万病不生。一有拂郁,诸病生焉。故人身诸病,多生于郁。苍术、抚芎,总解诸郁,随证加入诸药。凡郁皆在中焦,以苍术、抚芎开提其气以升之。假如食在气上,只提其气,则食自降矣。

又云:苍术、山栀,大能除郁。因食冷物,郁火于脾胃中。脾胃属土也,伏火于地中。此病多因血虚而得。又有胃虚,过食冷物,郁阳气于脾胃中者。

王节斋曰：丹溪先生治病，不出乎气、血、痰三者，故用药之要有三：气用四君子汤，血用四物汤，痰用二陈汤。

又云：久病属郁，故立郁之方，曰越鞠丸。盖气、血、痰三病，多有兼郁者。或郁久而成病，或病久而生郁，或误药杂乱而成郁。故予用此三方治病时，以郁法参之。气病兼郁，则用四君子加开郁药，血病、痰病皆然。故四法者，治病用药之大要也。

第五　小续命汤

本方加减汤名十方，附于后。

<u>治八风五痹痿厥之总剂</u>　**小续命汤方**

麻黄 去节，煮去沫，不去令人闷。

杏仁 去皮尖，麸炒。以上二味，即仲景麻黄汤之二也。治太阳经之伤寒。《千金翼》、深师、《古今录验》有白术，不用杏仁。

桂枝 洗净。

芍药 酒炒。以上二味即仲景之桂枝汤之二也。治太阳经之中风。

人参

甘草 炙。以上二味，四君子之二也。用之补气。

川芎 同芍药，四物汤之二也。用之养血。

黄芩 酒炒。阳淫热疾，用之为佐。

防己 去皮。以上各一两。主湿风，口面㖞斜，中风不语。崔氏、《外台》不用防己。

防风 去芦，半两。风淫末疾，故用此为佐。《延寿方》无防风。

附子 半两，炮去皮脐。阴淫寒疾，故用此为佐。

右除附子、杏仁外，捣为粗末，后入二味令匀。每服五七钱，水一盏半，生姜五片，煎一盏，去滓，稍食前热服。春夏加石膏、知母、黄芩，秋冬加桂、附、芍药。

中风热者，去附子，加白附子。主一切冷风。

又云：去生姜，加葛根。

中风筋急语迟，脉弦者，倍人参，加薏苡仁、除筋急拘挛，不可伸屈。当归，去黄芩、芍药,以避中寒。

中风烦躁,不大便。去附子、桂枝,倍芍药,加竹沥。

中风日久,大便不行,胸中不快,加枳壳、大黄。

中风语言謇涩,手足掉摇,加石菖蒲、主风寒、开心孔,出声音。竹沥。

中风口渴,加麦门冬、主口干烦渴。瓜蒌仁、主口渴。天花粉。主消渴。

中风骨节烦疼,有热,去附子,加白芍。

中风身疼发搐,加羌活。治一切风,筋骨拘[1]挛酸疼。

中风烦渴多惊,加犀角、治中风,止惊。羚羊角。主惊悸。

中风心下悸,加茯苓。

中风心神恍惚,加茯神、远志。

中风多汗,去麻黄。

中风气上者,加吴茱萸、厚朴。

中风舌燥,加石膏。治中风口干苦焦。

中风干呕者,加附子、陈皮。

腰痛 治腰痛。若风伤肾而腰痛者,或左或右,痛无常处,牵引两足,加防风、全蝎。

脚痛 治日久脚胫枯细,或寒或热,或疼或痒,或一脚偏患软弱𦟛曳,状如偏风,加木瓜。

大便秘 治素有风病,大便秘,去附子,倍芍药,加竹沥。

脚气 治脚气。风多入肝,病筋,走注,脉浮无汗,加独活。

痉病 治痉病,发热恶寒,头项强急,腰身反张,或瘈疭口禁,状如发痫。

产后风痉 治产后角弓反张,风痉。

治天阴节变,服之以防喑哑。

附:本方加减汤名治病

麻黄续命汤 即本方倍麻黄、防风、杏仁。治太阳经中风,无汗恶寒。

桂枝续命汤 即本方倍桂枝、芍药、杏仁。治太阳经中风,有汗恶风。

白虎续命汤 即本方合白虎汤。治阳明经中风,身热无汗,不恶风。

---

1 拘:原作"举",乃"拘"之音误,因改。

葛根续命汤　即本方加葛根,倍桂枝、黄芩。治阳明经中风,身热有汗,不恶风。

附子续命汤　即本方倍附子,加干姜、甘草各二两。治太阴经中风,无汗身凉。

桂附续命汤　即本方倍桂枝、附子、甘草。治少阴经中风,有汗无热。

羌活连轺续命汤　即本方八两,加羌活四两,连轺六两。治中风[1]六证混淆系之于少阳、厥阴,或肢节挛痛,或麻木不仁。

独活续命汤　即本方加独活、全蝎、白花蛇肉。治卒暴中风,不省人事,渐觉半身不遂。

白花续命汤　即本方加独活、全蝎、白花蛇肉、僵蚕、白术、赤箭、藁本、半夏、天麻、茯苓、细辛,去芍药、防己、杏仁。治卒中风,牙关紧急,精神昏愦。

大续命汤　即本方去芍药、人参、防己,加石膏、当归、竹沥。治中风脉紧滑,卒然喑痖,五脏偏枯,贼风。

第六　愈　风　汤

中风前后,调理之总剂　**愈风汤**方　治中风证,内邪已除,外邪已尽,当服此药,以行导诸经。久服大风悉去,纵有微邪,只从此药加减治之。然治病之法,不可失其通塞,或一气之微汗,或一旬之通利,如此乃常治之法也。久则清浊自分,荣卫自和。如初觉风动,服此不致倒仆。

　　羌活　甘草　防风　蔓荆子　细辛　枳壳　人参　麻黄　甘菊　薄荷　枸杞　当归　知母　黄耆　地骨皮　独活　杜仲　白芷　秦艽　柴胡　前胡　半夏　厚朴　防己　熟地黄以上各二两　芍药　黄芩　茯苓各三两　石膏　苍术　生地黄各四两　桂一两　川芎二两

　　右剉,每服一两,水二盏,煎一盏,温服。如遇天阴,加生姜,空心一服,临卧再煎渣服,俱要食远服。

　　如一气之微汗,本方三两,加麻黄一两,均作四服。加生姜五片,空心服,以粥投之,得微汗,佳也。

　　如一旬之通利,本方三两,加大黄一两,均作四服,水煎,临卧服,得利则妙也。

1　治中风:此三字及以下原为小字,据上下文体例改。

如望春大寒之后，加半夏二两，柴胡、人参各二两，谓迎而夺少阳之气也。

如望夏之月，加石膏二两，黄芩、知母各二两，谓迎而夺阳明之气也。

季夏之月，加防己、白术、茯苓各二两，谓胜脾土之湿也。

初秋大暑之后，加厚朴、藿香各二两，桂一两，谓迎而夺太阴之气也。

霜降之后，加桂、附子各一两，当归二两，谓胜少阴之气也。

治小儿惊痫搐，急慢惊风。

解利四时伤风。随四时加减用。

治脾肾虚，筋弱，语言难，精神昏愦。

治内弱风湿，或一臂肢体偏枯，或肥而半身不遂，或恐而健忘，喜以多思。故思忘之道，皆情不足也。是以心乱则百病生，心静则万病悉去。此药能安心养神，调阴阳，无偏胜，及不动荣卫。

第七　九味羌活汤

本方加减汤名三方，附于后。

九味羌活汤方　一名**大羌活汤**，一名**羌活冲和汤**，以代桂枝、麻黄、青龙各半等汤。此太阳经之神药也。

治春夏秋非时感冒，暴寒头痛，发热恶寒，脊强无汗，脉浮紧。此足太阳膀胱经受邪，是表证，宜发散，不与冬时正伤寒同治。此汤非独治三时暴寒，春可治温，夏可治热，秋可治湿，治杂证亦有神。

又云。不问四时，但有头痛、骨节痛、发热恶寒无汗、脉浮紧者，宜此汤以代麻黄，稳当。

○洁古云。有汗不得服麻黄，无汗不得服桂枝。若未差，其变不可胜言，故立此法，不犯三阳禁忌。解表神方。

羌活　一钱半。治太阳肢节痛，君主之药也。乃拨乱反正之主也。故大无不通，小无不入。关节痛者，非此不除。

防风　一钱半。治一身尽痛，乃卒伍卑贱之下职，听君将命令而行，随所引使而至也。

苍术　一钱半。雄壮上行之药。能除湿，下安太阴，使邪气不传入之于足太阴脾，天久淫雨者加用之。

细辛　五分。治足少阴肾经头痛。

川芎 一钱。治厥阴头痛在脑。

白芷 一钱。治邪在阳明经，头痛在巅。

生地黄 一钱。去血中之热。又治少阴心热在内，寒伤荣血。而用治风之剂，未有不燥血者，故用生地以滋其血，以佐诸风药之燥，此立方之神也。后人不知此义，每每减去，殊失大旨。其于四时感冒，或兼内伤饮食者，减去未见其祸，反觉胸次爽快，饮食易消。如春夏伤寒、温热病，头痛项强者，服之几何，而不助其燥，益伤其血哉。吾见大便燥结，口干班疹，舌生芒刺之证，不旋踵而至矣。

黄芩 一钱。治太阴肺热在胸。

甘草 一钱。能缓里急，调和诸药，故有国老之称。

右水二钟，煎八分。陶节庵《槌法》。加生姜三片，枣二枚，煎一钟，加葱白捣汁五匙，入药再煎一二沸。食后温服，被覆取微汗为度。如无汗，啜热稀粥取之。炼蜜作丸服，尤妙。

瘟疫 治感冒四时不正之气而成时气病，憎寒壮热，头疼身痛，口渴，人人相似者。

水肿 治水肿腰以上者，用此微汗则愈。吴山甫曰：腰以上肿者，谓头面俱病也。《内经》曰：上盛为风，下盛为湿。故腰以上皆肿，必兼风治。盖无风则湿不能自上于高巅清阳之分也。

无汗加苏叶。

要汗下兼行，加大黄，乃釜底抽薪之义。

汗后不解，加杏仁，倍生地黄。

胸中饱闷，加枳壳、桔梗，去生地黄。

渴，加石膏三钱，知母一钱。冬月禁用。

中风行经，加附子。

中风秘结，加大黄。

两感伤寒，加生地黄各半，如神。

破伤风，豆淋酒煎，素有寒者，加草乌白末一字。

附：本方加减汤名治病

加减冲和汤 即本方去苍术、细辛，加白术、黄耆。治头疼发热，恶风自汗，脉浮缓。

神术汤　即本方加石膏、知母。治夏月感冒风邪。

羌活地黄各半汤　即本方与地黄等分。治两感伤寒有神。

第八　参　苏　饮

本方加减汤名一方，附于后。

治内外感发热药　**参苏饮**方

人参　紫苏　干葛　前胡各七钱半　木香　枳壳麸炒　桔梗　陈皮去白　甘草炙，各半两　半夏姜制　茯苓各七钱半

右剉，每服四钱，水一盏半，生姜七片，枣一枚，煎，热服。

素有痰者，候热退，以二陈、六君子汤间服。

劳倦及妊娠感冒，吴山甫曰：感冒宜解表，故用紫苏、干葛、前胡。劳倦宜补里，故用人参、茯苓、甘草，及木香、半夏、枳壳、桔梗、陈皮，所以和利表里之气。气和则神和，神和则无病矣。

壅热　治初得病，头痛发热，无阳毒、少阴诸证，而咽喉自痛者。此因感冒后顿用厚衣被堆壅，或用蛮法，服生姜、热酒即卧，遂成上壅。或先有壅热，欲取凉快，致为外邪所袭。既有风寒，又有热壅，倍桔梗，加木香五分。

治伤风寒、发汗之后，而热不退者。

瘟疫　治时行嗽，发热恶寒，头痛鼻塞，气急，状如伤热，连咳不已。初得病，即伏枕一两日即轻，得免者少，俗呼为蛤蟆瘟。加细辛五分。

疝气　治小肠气初发，或头痛身热，或憎寒壮热，加木香。

疟疾　治疟疾热多者，加草果五分。

潮热　治潮热，大便坚涩，喜冷畏热，心下愊然，睡卧不着，此皆气盛，所谓实而潮热者也。

虚烦　治诸汗下并霍乱吐泻后，应有渗泄而津液去多，五内枯躁者，皆能虚烦。以阴虚不足以济阳，阳气偏胜，故虚热而烦。去苏、倍参，加麦门冬五分。

虚烦　治得病时节，即恶寒，身不疼，头不痛，但烦热者，亦名虚烦。内外俱不可攻之，必遂损竭。去苏、倍参，或更加石膏五分。

烦躁　治心经蕴热，发作不常，或时烦躁，鼻眼各有热气，不能自由，有类

心风。稍定复作，加菖蒲一钱。

附：本方加减汤名治病

茯苓补心汤　即本方三两，合四物汤二两。治男妇虚劳发热，或五心烦热，并衄血、吐血、便血，及妇人下血过多致虚热者。或因用心太过发虚热者，或往来寒热者。又治每遇夜身发微热，病人不觉，早起动作无事，饮食如常，既无别证可疑，只是血虚，阴不济阳。又治潮热而气消乏，精神憔悴，饮食减少，日渐尪羸。虽病暂去，而五心常有余热，此属虚证。

卷之四

附方目录

第九　香苏散

第十　十神汤

第十一　**五积散** 附方一

　　交加散 合败毒散

第十二　**桂枝汤** 附方二十四

　　桂枝加葛根汤 加葛根

　　桂枝加附子汤 加附子

　　阳旦汤 加黄芩

　　阴旦汤 加黄芩，以桂心代桂枝，以干姜代生姜

　　葛根汤 加葛根、麻黄

　　桂枝加龙骨牡蛎汤 加龙骨、牡蛎

　　桂枝加厚朴杏仁汤 加厚朴、杏仁

　　黄耆建中汤 加黄耆、胶饴

　　桂枝加芍药人参新加汤 加人参，倍芍药、生姜

　　葛根半夏汤 加葛根、半夏、麻黄

　　桂枝加芍药汤 倍芍药

　　桂枝加桂汤 倍桂

　　小建中汤 倍芍，加胶饴

　　桂枝去芍药汤 去芍药

　　桂枝去桂加白术汤 去桂，加白术

　　桂枝去桂加茯苓白术汤 去桂，加茯苓、白术

　　桂枝加附子红花汤 去大枣，加附子、红花

　　黄耆桂枝五物[1]汤 去甘草，加黄耆

　　桂枝去芍药加蜀漆龙骨牡蛎救逆汤 去芍药，加蜀漆、龙骨、牡蛎

　　越婢汤 去桂枝、芍药，加麻黄、石膏

　　桂枝皂角汤 去芍药、生姜

　　桂枝麻黄各半汤 合麻黄汤

　　桂枝二麻黄一汤 本方二分，麻黄汤一分

1　物：原作"拗"，据《金匮要略·血痹虚劳病脉证并治第六》改。

1　黄芩:原缺,据正文补。

卷之四

汤名

秣陵[1] 求如王良璨玉卿氏编次

第九　香　苏　散

治内伤少外感多之剂 **香苏散方**

香附三两　紫苏二两　陈皮一两　甘草半两

右为粗末，每服四钱，生姜三片，葱白三茎，水一钟半，煎一钟，热服，温覆取微汗。

吴山甫曰：治四时感冒风邪、头痛发热之剂。南方风气柔弱，伤于风寒，俗称感冒。感冒者，受邪肤浅之名也。《内经》曰：卑下之地，春气常存。故东南卑下之区，感风之证居多，所以令人头痛发热，而无六经之证可求者。所感人也，由鼻而入，实于上部，不在六经，故令头痛发热而已。是方也，紫苏、香附、陈皮之辛芬，所以疏邪而正气；甘草之甘平，所以和中而辅正尔。

头痛加川芎、白芷。

头痛如斧劈，加石膏。

偏正头风，加细辛、石膏、薄荷。

太阳穴痛，加荆芥穗、石膏。

伤风自汗，加桂枝。

伤寒无汗，加麻黄、干姜。

伤风恶寒，加苍术。

伤风咳嗽，加半夏、杏仁。

伤风胸膈痞塞，加枳壳。

伤风鼻塞声重，咽膈不利，加桔梗、旋覆花。

伤风发热不退，加柴胡、黄芩。

伤风痰涎壅盛，加白附子、天南星。

伤风鼻衄，加茅花。

伤风气促不安，加大腹皮、桑白皮。

伤风鼻塞头昏，加羌活、荆芥。

伤风不散，吐血不时，加生地。

伤风不解，耳内出脓，疼痛，加羌活、荆芥。

伤风中脘塞，不思饮食，加青皮、枳壳。

伤风呕吐，恶心，加丁香、半夏。

伤风头晕眼花，颠倒，支持不住，加炮附子。

伤风时作寒栗，加桂枝。

伤风后时时作，虚热不退，加人参。

伤风饮食不化，加砂仁、青皮。

伤风一向不解，作潮热，白日至日中不退，日日如是，加地骨皮、柴胡、人参、庵蕳。

初感风，头痛作热，鼻塞声重，加羌活、川芎。

感风腰痛，不能伸屈，加官桂、桃仁。

感风浑身痛，加赤芍。

感风头颈项强急，加羌活、官桂。

感风寒热头疼，合平胃散，加藿香、半夏。

感寒头疼，壮热，恶寒身热，合五积散。第十一方。

感寒头疼，发热身痛，分阴阳，合败毒散，加石膏。败毒散：羌活、独活、柴胡、前胡、茯苓、甘草、桔梗、枳壳、川芎。

腹痛 腹痛，加木香。

腹刺痛，加姜黄、吴茱萸七粒。

小腹痛 小腹痛不可忍，加木香、姜、枣。

心痛 心卒痛，加玄胡索，酒一钟。

脾胃不和，中脘不快，加麦芽、神曲。

饮食不下，欲吐不吐，加丁香、萝卜子。

伤食 伤食，呕吐泄泻腹痛，加干姜、木香。

酒疸 饮酒太过，发黄疸，加茵陈、山栀。

中酒 中酒呕恶，加乌梅、丁香。

冷嗽 冷嗽不已，加干姜、五味、杏仁。

脾寒 脾寒，加良姜、青皮、草果。

脚气 脚气，加木瓜、木香、牛膝、吴茱萸、川楝子。

经水 妇人经水将行，先作寒热，加苏木、红花。

产后发热 妇人产后发热不除，加参、蓍。

产后腰痛 产后腰痛，加当归、官桂。

产后虚热 产后虚热，烦渴，加人参、地黄。

产后感风 产后感风,手脚疼痛,合生料五积散、人参败毒散,加地黄、川芎。

妇人忽然大便急痛,加木香、木瓜、吴茱萸。

妇人有气所苦,胸膈痞痛,胁肋刺痛,小便急痛,加木香、枳壳。又云:加木香、砂仁。

第十 十 神 汤

解利阳明经瘟疫时气之剂 **十神汤**方

升麻　葛根　赤芍药　甘草　香附　紫苏　陈皮　白芷　麻黄　川芎

右等分,每服五钱,姜、葱煎,热服取微汗。

治时令不正,瘟疫妄行,感冒发热。

治班疹欲出。

中满气实,加枳壳。

吴绶[1]曰:此汤用升麻、葛根,能解利阳明经瘟疫时气,发散药也,非正伤寒之药。若太阳经伤寒用之,则引邪入阳明经,传变发班矣。慎之!

吴山甫曰:此治外感风寒之套剂也。古人治风寒,必分六经见证用药。然亦有只是发热头痛,恶寒鼻塞,而六经之证不甚显者,故亦总以疏表利气之药主之而已。故川芎、麻黄、干葛、升麻、白芷、紫苏、香附、陈皮皆辛香利气之品,故可以解感冒气塞之证。乃赤芍者,所以和阴气于发汗之中,而甘草者,所以和阳气于疏利之队也。

第十一 五 积 散

本方[2]合和汤名一方,附于后。

五积散方 积者聚也,谓麻黄汤、桂枝汤、二陈汤、四物汤、平胃散,五方聚成一方也。

1　绶:原作"缓",乃"绶"之形误。吴绶,明医学家。据其所著《伤寒蕴要全书》(1505年)改。

2　本方:此行说明原缺,据全书体例及原目录补。

麻黄 六两,去根节。手太阴肺经之药。入足太阳膀胱经,兼走手少阴心经及足阳明胃经,发太阴、少阴经汗。王海藏云:治卫实之药。

甘草 炙,三两。入足太阴、厥阴经。东垣云:散表寒,除邪热,热药得之缓其热,寒药得之缓其寒。寒热相杂者,用之以得其平。

肉桂 去粗皮,三两。入足太阴、少阴经血分,治卫虚之药。

芍药 三两。入手太阴及足太阴经。

干姜 煨,四两。发诸经之寒气。

陈皮 去白,六两。

半夏 姜制,三两。入阳明、太阴、少阴三经。

茯苓 去皮,三两。入足少阴、手足太阳经。

枳壳 去瓤,麸炒,六两。

桔梗 去头硬一节及丫尾,十二两。入手太阴肺气分及足少阴。

当归 三两。

川芎 三两。

厚朴 去粗皮,姜制,四两。

苍术 米泔浸去皮。二十四两。

白芷 三两。

右除肉桂、枳壳二味,别为粗末,将十三味慢火炒令色转,摊冷,次入枳、桂令匀。每服三钱,水一盏,生姜三片,葱白三段,煎一钟,热服。不炒者名生料。

治伤寒发热,头痛恶寒,无问内伤生冷,外感风寒。

治感冒寒邪,头疼身痛,项强,腰背拘急,恶寒呕吐,或有腹痛。

治饮食所伤,兼感风寒。

治饮食不节,寒中阴经,胸膈不快,腹满闭塞,唇青,手足冷,脉沉细小[1]。

治寒湿客于经络,腰脚酸疼。

治风寒湿所搏臂痛,或因提重物致臂痛,或肿或不肿。

治冷积,呕吐、泄痢。

治癥瘕。

---

1 小:原作"少",无此脉象,据文义改。

治痘疮,本蕴热毒,小儿热盛则饮冷,热则当风,致被风寒。寒热相搏,面青发热,心烦自利。宜此散其内外之寒毒,然后热气上行,或汗,或痘疮瘾疹皆愈。

治女人经滞腹痛。

治产后经风,腰膝酸软,遍身疼痛拘挛。

若调经,加艾、醋、枣、生姜。

若催生,加艾、醋。

若难产,加麝香。

若产后,加醋、艾、生姜。

若中风,加麝少许。

若中寒,身体强直,口禁不语,或四肢战掉,或洒洒恶寒,翕翕发热,或卒然眩晕,身无汗者,此为寒毒所中,加香附一钱,麝少许。

若于窗罅间梳洗,卒然如中,呼为檐风,加防风一钱。

若阴证伤寒,手足逆冷,及虚汗不止,脉细欲绝,面青而呕,加附子。

若时疫,项强、拘急,加豆豉。

[腰痛] 若寒腰痛,见热则减,见寒则增,加吴茱萸五分。

若腰痛,加桃仁、木瓜、杜仲、续断,治恶血腰痛。

若闪挫,或劳役腰痛,加炒桃仁五枚。

[身痛] 若身痛,加秦艽。疗风,无问新久,通身拘急。

[冷泄] 若冷泄,加炒生姜、乌梅、肉豆蔻、陈仓米。

[内伤冷物] 若脾胃不和,内伤冷物,浑身疼痛,头昏无力,胸膈不利,饮食不下,气脉不和,四肢觉冷,或睡里虚惊,至晚心躁困倦,入盐少许同煎。

[脚气] 若脚气,加全蝎三个,入酒煎。

[鹤膝风] 若鹤膝风,加松木、杉木二节。

[寒湿风] 若寒湿流注,两脚酸疼,有兼痰气,加木瓜。

[痛风] 若筋骨疼痛,俗呼为痛风,或痛而游走无定,俗呼为走注风,加乳香。

[偏坠] 若偏坠,加吴茱萸、茴香、桃仁各炒五分。

附:本方合和汤名治病

交加散 即本方合败毒散。治风寒俱伤,或恶风,或恶寒,或有汗、无汗,疑似之间服之。又治初得病，头疼发热，无阳毒、少阴诸证，而咽喉自疼者。或感冒后，顿用厚衣被堆壅，或用蛮法，服生姜、热酒即卧，遂成上壅。或先有壅热，欲取凉快，致为外邪所袭，既有风寒，又有壅热者。

第十二　桂　枝　汤

本方加减汤名二十一方，合和汤名三方，共计二十四方，附于后。

桂枝汤方

桂枝 君。去粗皮，三两。体轻，本乎天者，亲上，故为君。味辛甘发散为阳。辛能解肌，甘能实表。

芍药 臣。三两。风淫于内，以酸收之，恐其走泄阴气，故用之以收之。

甘草 佐。炙，二两。风淫于内，以甘缓之。

大枣 使。十二枚，擘。风淫于内，以甘缓之。同生姜行脾之津液而和荣卫。《医垒元戎》改桂枝、芍药、生姜各一钱半，甘草一钱。

生姜使。三两。风淫于内，以辛散之。

右五味，以水七升，微火煮取三升，去滓，适寒温服一升，服已，须更啜热稀粥一升余，以助药力，温覆令一时许，通身漐漐微似有汗者益佳，不可令如水流漓，病必不除。若一服汗出，病差，停后服，不必尽剂。若不汗，更服，依前法。又不汗，后服当小促少，从容也。其间，半日许，令三服尽。若病重者，一日一夜服，周时观之。服一剂尽，病证犹在者，更作服。若汗不出者，乃服至二三剂。禁生冷、粘滑、肉、面、五辛、酒、酪、臭恶等物。

治太阳之为病，脉浮，头项强痛而恶寒，尺寸俱浮者，太阳受病也，当二三日发。以其脉上连风府，故头项强，腰脊痛。

治太阳之为病发热，风在表，则表实，故令发热。恶风，卫气不能卫外也。汗出，荣伤则无以固卫津液，故汗出。脉缓者，卫气不能鼓也。名为中风。

治太阳病，头痛发热，汗出恶风。

治太阳病，发热汗出，此为荣弱卫强，故使汗出。

治太阳病，先发汗，不解，而复下之。脉浮者不愈。浮为在外，而反下之，故令不愈。今脉浮，故知在外，当须解外则愈。

治发热，发汗已解，半日许，复烦躁，脉浮数者，可以此更发汗。

治太阳病，初服桂枝汤，反烦不解者，先刺风池、风府，却与本汤。

治中风阳浮而阴弱，阳脉浮者，卫中风也，热自发；阴脉弱者，荣气弱也，汗自出。啬啬恶寒，淅淅恶风，翕翕发热，鼻鸣干呕者。

治病人藏无他病，时发热，自汗出而不愈者，此卫气不和也，先其时发汗则愈。

治身热、汗出恶寒，属表病。常自汗出者，此为荣气和。荣气和者，外不谐，以卫气不共荣气和谐故尔。以荣行脉中，卫行脉外，复其发汗，荣卫和谐则愈。

治阳明病，脉迟，汗出多，微恶寒，表未解者。

治自利不渴者，属太阴。脉浮而缓，手足自温者，系在太阴。下后腹满时痛者，属太阴。太阴病脉浮者，可发汗，宜用之。

治厥阴下利清谷，不可汗，汗出必胀满，下利。腹胀满，身体疼痛者，先温其里，乃攻其表。四逆汤攻其表，以本方。

治伤寒六七日不大便，头痛有热者，与承气汤：其小便清者，知不在里，仍在表也，当须发汗。若头痛者，必衄血，宜服本方。

附：本方加减汤名治病

桂枝加葛根汤　即本方加葛根。治太阳病，项背强几几，汗出恶风。

桂枝加附子汤　即本方加附子。治太阳病发汗，遂漏不止，其人恶风，小便难，四肢拘急，难以屈伸者。

阳旦汤　即本方加黄芩。治中风伤寒，脉浮，发热往来，汗出恶风，项强鼻鸣，干呕。

阴旦汤　即本方加黄芩，以桂心代桂枝，以干姜代生姜。治伤寒肢节疼痛，内寒外热，虚烦。

葛根汤　即本方加葛根、麻黄。治太阳病，项背强几几，无汗恶风。

桂枝加龙骨牡蛎汤　即本方加龙骨、牡蛎。

治男子平人脉大，为虚劳。男子面色薄者，主浊及亡血。卒喘悸，脉浮者，里虚也。男子脉虚、沉弦，无寒热，短气，里急，小便不利，面色白，时目瞑，兼衄，少腹满，此为劳使之然。劳之为病，其脉浮大，手足烦，春夏剧，秋冬差，阴寒精自出，酸削不能行。治男子脉微弱而涩，为无子，精气清冷。治失精家，小腹弦急，阴头寒，目眩，发落，脉极虚芤迟，为清[1]谷，亡血，失精。脉得诸芤动微紧，男子失精，女子梦交。

桂枝加厚朴杏仁汤　即本方加厚朴、杏仁。治伤寒喘而有汗。又治太阳病，下之微喘者，表未解故也。

黄耆建中汤　即本方加黄耆、胶饴。治男女因积劳虚损，或大病后小腹作痛，四体沉滞，骨肉酸疼，吸吸少气，行动喘乏，胸满气急，腰背强痛，心中虚悸，咽干唇燥，面目少色。或治饮食无味，阴阳废弱，悲忧惨戚，多卧少起。久者积年，轻者有日，渐致瘦削，五藏气竭。又治肺与大肠俱不足，虚寒之气，小腹拘急，腰痛，羸瘦百病。

桂枝加芍药人参新加汤　即本方加人参，倍芍药、生姜。治发汗后身痛，脉沉迟者。

葛根半夏汤　即本方加葛根、半夏、麻黄。治太阳与阳明合病，不下痢，但呕者。

桂枝加芍药汤　即本方倍芍药。治本太阳病，医反下之，因而腹满时痛者，属太阴也，服之。又治妇人伤寒，中风自汗，头痛，项背强，发热恶寒，脉浮而缓。恐热入血室，故倍芍药。

桂枝加桂汤　即本方倍桂。治烧针令其汗，针处被寒，核起而赤者，必发奔豚，气从小腹上冲心者，灸其核上各一壮，服此汤。

小建中汤　即本方倍芍，加胶饴一升。治太阳伤寒，阳脉涩，阴脉弦，腹中急痛。又治厥阴病，烦满而囊缩，其脉尺寸俱微缓者。若微浮，为欲解；不微浮，而为未愈者，服之。又治伤寒二三日，心中悸而烦者。又治虚急悸衄，腹中痛，梦失精，四肢酸疼，手足烦热，咽干口燥。

桂枝去芍药汤　即本方去芍药。治胁满，邪气传里，必先自胸而胁，以次经心腹而入胃也。是以胸满，多带表证；胁满，多带半表半里证。如下后脉促胸满者，宜此。

桂枝去桂加白术汤　即本方去桂，加白术。治太阳伤寒八九日，风湿相抟，身体烦疼，不能自转侧，不呕不渴，脉浮虚而涩者，桂枝附子汤。若其人大便硬，

1　清：原误作"精"，据《金匮要略·血痹虚劳病脉证并治第六》改。

小便自利者，宜服此汤。

桂枝去桂加茯苓白术汤　即本方去桂，加茯苓、白术。治汗下后仍头项强痛，翕翕发热，无汗，心下满，微痛，小便不利者。心下满痛，小便利者，欲成结胸。小便不利为停饮，故加苓、术以行之。又治厥阴之为病，消渴，气上冲心，心中疼热，饥而不欲食，食则吐蛔，下之，利不止者，服之。

桂枝加附子红花汤　即本方去大枣，加附子、红花。治妇人伤寒，表虚自汗，身冷，四肢拘急，脉沉而迟，太阳标病，少阳本病，经水适断。

黄耆桂枝五物[1]汤　即本方去甘草，加黄耆。治血痹。

桂枝去芍药加蜀漆龙骨牡蛎救逆汤　即本方去芍药，加蜀漆、龙骨、牡蛎。治伤寒脉浮，医以火迫劫之，亡阳，必惊狂，起卧不安者。

越婢汤　即本方去桂枝、芍药，加麻黄、石膏。治发热恶寒，脉微。

桂枝皂角汤　即本方去芍药、生姜。治肺痿。

附：本方合和汤名治病

桂枝麻黄各半汤　即本方合麻黄汤。治太阳病，得之八九日，如疟状，发热恶寒，热多寒少，其人不呕，清便欲自可，一日二三度发。脉微缓者，为欲愈也。脉微而恶寒者，此阴阳俱虚，不可更发汗、更下、更吐也。面色反有热色者，未欲解也。以其不能得小汗出，身必痒者，服之。又治阳明病，法多汗而或反无汗，其身如虫行皮中状者，此久虚故也。又治厥阴之为病，烦满囊缩，其脉尺寸俱微缓。若浮缓者，必囊不缩，外证必发热恶寒似疟，为欲愈，宜服此。

桂枝二麻黄一汤　即本方二分，麻黄汤一分。治服桂枝汤，大汗出，脉洪大者。与桂枝汤，若形如疟，日再发者，服此汤解之。

桂枝二越婢一汤　即本方二分，越婢汤一分。治太阳病，发热恶寒，热多寒少，脉微弱者，此无阳也，不可更汗。

第十三　麻　黄　汤

本方加减汤名十三方，附于后。

1　物：原作"拗"，据《金匮要略·血痹虚劳病脉证并治第六》改。

麻黄汤方

麻黄 君。去节，三两。轻可去实，辛温之味，主发散寒邪。

桂枝 臣。去皮，二两。寒邪在经，表实而腠理密，故用此为臣。

甘草 佐。炙，一两。

杏仁 使。去皮尖，七十个。利气。

右四味，以水九升，先煮麻黄，减二升，去上沫，内诸药，煮取二升半，去滓，温服八合，覆取微似汗，不须啜粥。余如桂枝汤法。

治太阳病，或已发热，未发热，必恶寒，体痛，呕逆，脉阴阳俱紧者，名曰伤寒。

治太阳病，头痛发热，身疼腰痛，骨节疼痛，恶风无汗而喘者。

治伤寒，脉浮紧，不发汗，因致衄者。

治太阳病，脉浮紧，无汗，发热，身疼痛，八九日不解，表证仍在，此当发其汗。服药已微除，其人发烦，目瞑剧者，必衄，衄乃解。所以然者，阳气重故也，宜服此。

治阳明病，脉浮，无汗而喘者，发汗则愈，宜服此。

治太阳与阳明合病，喘而胸满者，不可下，宜服此。

治阳明中风，口苦咽干，腹满微喘，发热恶寒，脉浮而紧。若下之则腹满，小便难。

河间曰：假令得肝脉，其外证善洁，面青，善怒，其三部脉俱弦而浮，恶寒、里和，谓便清自调也。本方加防风、羌活各三钱。谓肝主风，是胆经受病，大便秘，或泄下赤水，并数，皆里不和。

假令得心脉，其外证面赤口干，善笑，其尺寸脉俱浮而洪，恶寒，里和，本方加黄芩、石膏各三钱。谓心主热，是小肠受病也。

假令得脾脉，其外证面黄，善噫、善思、善味，尺寸脉俱浮而缓，里和恶寒，本方加白术、防己疗风寒，除湿。各五钱。谓脾主湿，是胃经受病也。

假令得肺脉，其外证面白，善嚏，悲愁不乐[1] 欲哭，其尺寸脉俱浮而涩，里和恶寒，本方加桂枝、生姜各三钱。谓肺主燥，是大肠受病也。

假令得肾脉，其外证面黑，善恐，其尺寸脉俱浮而迟，里和恶寒，本方加附

---

1 乐：原作"未"，据《难经·十六难》改。

子、生姜谓肾主寒，是膀胱受病也。各三钱。

附：本方加减汤名治病

麻黄加生地黄汤　即本方加生地黄。治妇人伤寒，脉浮而紧，头痛身热，恶寒无汗。发汗后，恐热入血室者用之。

麻黄黄芩汤　即本方加黄芩。治喘渴气壅。

麻黄白术汤　即本方加白术。治风湿相搏，腰以上肿。

大青龙汤　即本方加生姜、大枣、石膏。治太阳中风，脉浮紧，发热恶寒，身疼痛，不汗出而烦燥者。又治伤寒，脉浮缓，身不疼，但重，乍有轻时，无少阴证者。

三拗汤　即本方去桂枝。治咳嗽气壅。

麻黄去桂加桑白皮汤[1]　即本方去桂枝，加桑白皮。治喘促。

五虎汤　即本方去桂枝，加知母、石膏。治痰喘。

麻黄杏仁甘草石膏汤　即本方去桂枝，加石膏。治发汗后，不可更行桂枝汤，汗出而喘，无大热者。又治下后不可更行桂枝汤，汗出而喘，无大热者。

麻黄杏仁薏苡仁甘草汤　即本方去桂枝，加薏苡仁。治病者一身尽痛，发热、日晡所剧者，此名风湿。此病伤于汗出当风，或久伤取冷所致也。

杏仁汤　即本方去甘草，加天门冬、芍药。治风湿疼痛，恶风微肿。

麻黄桂枝汤　即本方去杏仁，加桃仁、黄芩。治夜发疟。

麻黄黄芩汤　即本方去杏仁，加赤芍、黄芩。治小儿伤寒，无汗头痛，身热恶寒。

葛根解肌汤　即本方去杏仁，加葛根、赤芍、黄芩。治疫疬。

第十四　藿香正气散

本方加减汤名三方，附于后。

治四时不正之气，感则增寒壮热之主剂。　**藿香正气散**

藿香　陈皮去白，各三钱　白术土炒　厚朴紫油者，去粗皮，姜汁炒　桔梗去头上

1　麻黄去桂加桑白皮汤：原作"麻黄汤"，此麻黄汤加减汤，不能与主方同名，据该书衍生方体例改。

尖硬一节及尾　甘草炙　半夏姜制　紫苏各二钱　大腹皮　白芷　白茯苓各一钱

右为粗末，每服四五钱，水一钟半，生姜三片，大枣一枚去核，煎，热服。如欲汗，去枣，加葱白三茎，热服，温覆取汗。

吴山甫曰：风寒客于皮毛，理宜解表。四时不正之气，由鼻而入，不在表而在里，故不用大汗以解表，但用芬香利气之品以主之。白芷、紫苏、藿香、陈皮、大腹皮、厚朴、桔梗，皆气胜者也，故足以正不正之气。白术、茯苓、甘草、半夏，则甘平之品耳，所以培养中气而树中营之职者也。

吴绶曰：此方宋人所制，非正伤寒之药。若病在太阳经，头痛发热、骨节痛者，此方全无相干。如妄用之，先虚正气，逆其经络，虽汗出亦不解，变成坏证多矣。

凡伤寒发热，脉沉，与元气虚并阴伤寒发热者，切宜戒之。

中风 治中风。戴复庵[1]曰：肥人多有中风，以其气盛于外而歉于内也。肺为气出入之道，人肥者气必急，气急必肺邪盛。肺金克木，胆为肝之腑，故痰涎壅盛。所以治之必先理气为急。中后气未尽顺，痰未尽除，调理之剂，惟当以藿香正气散和星香散煎服。附：**星香汤**方：南星四钱，木香五分，姜煎。

治中气：中气之证与中风相似，但中风身温，有痰涎，多不能治；中气之证，身冷，无痰涎，须臾便醒。其故何也？夫中风、中气，一源流也，皆由喜怒思悲恐。五志惟怒为甚，所以为病之暴也。盖少壮之人，气血未虚，真水未竭，适因怒动肝火，火畏于水，不能上升，所以身冷，无痰涎，然须臾便醒者，水旺足以降火也，此名为中气。

中恶 治中恶：其证暮夜或登厕，或出郊野，或游冷屋，或行人所不至之地，忽然眼见鬼物，口鼻吸着恶鬼气，蓦然倒地，四肢厥冷，两手握拳，口鼻出清血，此名中恶。切勿移动其尸，服此汤。

伤寒 治伤寒头疼，憎寒壮热，上喘咳嗽。

伤暑 治伤暑。戴复庵曰：泻而腹痛，有积者，本方合五苓散服之。

1　复庵：此首见于《证治要诀》黄瑜"书《证治要诀》后"，称"太医院使金华复庵戴原礼著"。沈凤阁点校此书，谓未见有称戴原礼（名思恭）"复庵"者，且云"戴复庵为宋代医家，疑有误"。查诸史料，沈氏所考可信。然因黄瑜之误，后世亦有以"复庵"称戴元（一作原）礼者。本书所引"复庵"言论，可见于《证治要诀》，故此书复庵亦实指戴元礼。

[暑风] 治暑风。戴复[1]庵曰：伤暑自汗，手足时自搐搦者，谓之暑风。缘已伤于暑，毛孔开，而又邪风乘之。或暑月身痒如针刺，间有赤肿处，亦名暑风。或加以吐泻兼作，本方合六和汤加全蝎。附：**六和汤方**　砂仁、半夏、杏仁、人参、甘草各一钱，赤茯苓、藿香、白扁豆、木瓜各二钱，香薷、厚朴各四钱，每剂四钱，姜、枣子，煎服。

[霍乱] 治内伤外感而成霍乱吐泻，胸痞腹疠，气不升降，甚则手足厥逆，冷汗自出，或吐而不泻，或泻而不吐，或吐泻兼作，或吐泻不透，先以苏合丸通其痞塞，继进本方，加木香半钱。或泻而不吐，胸膈痞满，先以阴阳汤，一半滚水，一半生水。或盐汤顿服，以导其吐。已吐、未吐，并用本方，进苏合丸。或吐而不泻，心腹疠痛，频欲登圊，苦于不通，本方加枳壳一钱。或吐泻兼作，心腹缠扰，本方加官桂、木香各五分。或欲吐不吐，欲泻不泻，心腹缠扰，痛不可忍，上下不通，言语不定，如见鬼神，俗谓之干霍乱，又谓之绞肠砂。先以浓盐汤顿服，次调苏合丸，继进本方，加木香、枳壳各五分。

[腹痛] 治腹痛。戴复庵曰：腹痛之病，所感不一，或因寒热，或因暑湿，或因饮食饥饱。不问何证，皆可用本方加木香五分。若腹痛欲得热手按及喜热食者，此是积冷作痛，当用理中汤等温药。如用温药不效，痛愈甚，大便不甚通，当微利之，用本方加官桂、木香、枳壳各五分，以吞下来复丹。

[痢] 治痢。戴复庵曰：凡痢初发，不问赤白，里急后重，频欲登圊，及去而所下无多，既起而腹内复急，宜用本方加木香五分，下苏合丸。或赤痢，血色鲜红，或似蛇虫形，而间有鲜血者，此属热痢，宜用本方加黑豆三十粒，下黄连丸。感暑而成痢，痛甚而食不进者，本方合六和汤，即名木香交加散。

[反胃] 治反胃呕恶。

[瘴气] 治山岚瘴气。

[脏腑虚鸣] 治脏腑虚鸣。

[发丹] 治发丹。戴复庵曰：发丹色状不一，痒痛亦异。古方名瘾疹。大概皆因血热肌虚，风邪所搏而发，然色赤者多，故谓之丹，俱宜用本方。

有人一生不能食鸡肉及獐、鱼动风等物，才食则丹随发，以此是得，系是脾风。脾主身之肌肉，本方乃治脾之剂，屡试屡验。

1　复：原作"腹"，据本节多引"戴复庵"改。

冷嗽喘满 治冷嗽喘满，加人参、杏仁、五味子。

附：本方加减汤名治病

心腹痛 **顺气木香散**　即本方加木香、玄胡索。治心腹痛，呕恶。

暑热 **二香汤**　即本方加香薷、扁豆、葛根。治自夏至以后，时令暑热，有人壮热烦渴而不恶寒者，乃热病也。

治兼有内伤生冷，饮食停滞，或呕吐恶心，中脘痞满，或恶风，或憎寒拘急者并治。

暑 **藿薷汤**　即本方加香薷、扁豆、黄连。治暑。

第十五　升麻葛根汤

本方加减汤名七方，附于后。

治痘疹之总剂 **升麻葛根汤** 钱氏方

升麻 解肌肉间热。

白芍 酒炒，健脾，补表，止腹痛而收阴，治痘血散不归，赖以收之而附气也，痘解不敛，赖以收之而成功也。又止泻养脾而驱蒸郁。七日前少用，七日后不禁。

甘草 炙。以上各一钱。解诸毒，泻火，健脾和中。赖此分理阴阳，正君臣之道也。

葛根 一钱半。解肌发表，出汗，开腠理。

右水一盏半，煎至一盏，去滓，稍热服，日进二三服。

治疹子初发热时，与伤寒相似，但疹子则面颊赤，咳嗽，喷嚏，鼻流清涕，鼻为肺之窍，以火烁金而液自流也。目中泪出，肺热则移于肝，肝之窍有目也。呵欠喜眠；或吐泻，或手掐[1] 眉目、唇鼻及面。肺热证也。不可妄用汗下，宜本方发之。

治疹子初发热之时，时令太热，本方合人参白虎汤即人参、石膏、甘草、知母、粳米。发之。

疹子渴 治疹子渴，喜饮水，纯是火邪，肺焦胃干，心火内亢[2] 故也。初发热渴者，加天花粉、麦门冬。

---

1 掐：tāo。《中华字海》："叩击。《国语·鲁语》：'无掐膺。'"
2 亢：原作"元"，据字形及文义改。

治痘疹诸证,若初发热,宜解表,加柴胡、羌活、白芷、桔梗、防风。

若发热三四日,热甚不减,宜解毒,加大力子、连翘、疮家圣药。紫草、桔梗。

痘不出 若痘不出,加防风、蝉蜕、荆芥、黄芩、红花。

痘出不快 若痘出不快,清便自调者,乃邪在表也,当本方微发散。

若阳明经痘出不快,加紫草。

稠密 若痘出太稠密,加人参、当归、木香、紫草、大力子、防风、桔梗。

夹疹 若痘初出,其间碎密如芥[1]子者,夹疹也。

夹班 皮肉红肿成片者,夹班也。疹由心热,班由胃热,宜急解其毒。夹疹加防风、荆芥穗、木通、麦门冬、黄连。夹班加石膏、人参、大青、玄参、淡竹叶。

自利 若痘出自利,加条芩,生用。

腹痛 若痘出腹痛,加木香、青皮、枳壳、山查肉。

腰痛 若痘出腰痛,加独活、北细辛。治腰痛,独活为使。

头痛 若痘出头痛,加羌活、藁本、蔓荆子。

惊搐 若痘出惊搐,加木通、安心。生地黄、生血宁。灯心。

小便少 痘出小便少,加木通、车前、瞿麦。

大便秘 痘出大便秘,加大黄。

衄 痘出衄血,加山栀、玄参、乃枢机之剂,管领诸气上下肃清,而泻无根之火,为圣药。生地黄。

眼痛 痘出眼痛,加密蒙花、柴胡、明目,益精。龙胆草。治两目赤肿,睛胀,瘀肉高起,疼痛不可忍,以柴胡为君,乃眼痛必用之药。

痘色赤 若夏秋之间,常有酷热,忽为热气所蒸,其痘色变,或大赤焮发,或糜嫩不坚实,本方合白虎汤。

痘咽痛 若痘出咽痛,加桔梗、连翘。

痘紫 若痘疮干,或带紫,或带火赤,血热也,加当归、生地、红花、地骨皮、牡丹皮。

灰白 若痘出灰白色,平陷者,气虚也,加人参、黄芪、防风、木香、官桂。

不起 若手足痘不起,脾胃不足也,加防风、官桂、人参、黄芪。

1　如芥:原作"加剂",据文义,乃"如芥"之形误,因改。

不透 若痘太密，起发不透，又渴者，此津液不足。加人参、麦门冬、天花粉。

痘出泄泻 若痘出泄泻者，里虚也，加人参、白术、诃子、白茯苓。

不结痂 若痘不结痂者，湿热也，加黄芪、防风、官桂、白术。

痘后疮 若痘后遍身疮癣，如疥如癞，脓血浸淫，皮肤溃烂，日久不愈，此毒气深，漫散于皮肤，此方主之。

附论：

古人谓：但见红点，便不可服升麻葛根汤，恐发得表虚也。此盖为痘疏毒少者言。后人不达立言之旨处，谓凡出痘子，才见红点，真不可服。殊不知升麻葛根汤四味，乃发表解毒，疏通气血、升降阴阳之剂。痘出太密，正宜常服以解之。令陷者升之，燥者润之，郁者疏之，过者平之，阴精不衰而阳毒不亢也。苟谓痘疏毒少者，虽他药不可服，况葛根汤乎？

附：本方加减汤名治病

热甚 **如圣汤** 即本方加紫草、木通、生姜，煎服。治痘疹热甚恐变，预解之。

痘不作脓 **桂枝葛根汤** 即本方加桂枝、防风、入生姜、淡豆豉同煎。治痘疮发热之后，正待作脓，邪不作脓，如感风寒，宜此温散。又治疹子发热之时，如时令太寒，以此发之。又治痘初出之时，遍身痒，爬搔不宁者，此毒火留于肌肉之间，应出不出，游散往来，故作痒也。不可作肌肉虚痒，宜此方加荆芥、牛蒡主之。

变青灰白 又治冬春之间，常有暴寒，忽为寒气所侵，其痘色变，或青或灰白，头水冰冻，不能成浆，加麻黄服之。

痘中凸、四围干平无水 又治痘疹起发，中心凸起，四围干平无水者，或里红外黑者，此由平日感受风寒，皮肤不坚厚，以致痘毒郁而不散，以此发之。

又治痘疮感风而肌窍闭塞，血凝而不行，必身痛，四肢微厥，斑点不常，或变黑色，或变青紫，夹瘾[1]疹，此为倒伏，宜温肌发散，加麻黄、蝉蜕服。

痘顶不起 又治痘顶皮不起，根脚不开，犹是先出之形，不见新生之水，此谓起发不透也。审察证候，如气本实者，必曾感风寒，宜此方合夺命丹。附**夺命丹**方：麻黄酒蜜炒焦、升麻各五钱，山豆根、红花子、大力子、连翘各二钱半，蝉蜕、紫草各

1　夹瘾：此二字残缺，据残笔及文义补。

一钱半,人中黄三钱,为[1]蜜丸。

⬚班疹渴⬚ **葛根麦门冬散**　即本方加麦门冬、人参、石膏、茯苓。治班疹毒,大热而渴。

⬚和中解表⬚ **和解散**　即本方加人参、防风、川芎、羌活。和中解表之剂。

⬚痘大热而渴⬚ **连翘升麻汤**　即本方加连翘、桔梗、薄荷、牛蒡、木通,入淡竹叶、灯心煎。治痘,身热如火,大小便不通而渴,痘稠密,其毒必盛,宜解毒兼利小便,此方服之。又治痘疹发热,痘已出,热不少减,此毒蕴于中,其势方张,其疮必密,宜急解毒。加防风、荆芥、地骨皮。

⬚痘燥渴⬚ **葛根解毒汤**　即本方去芍药,加麦门冬、天花粉、生地黄,入糯米再煎,去渣,更加茅根自然汁一合服。治痘太密,津液不足,咽干膈燥而渴。

　　人参麦门冬散　即本方去芍药,加麦门冬、人参、白术,入糯米、竹叶,煎。治痘后作渴,欲饮水,此心胃二经受邪热也。其人必能食,大便秘,小便赤,舌燥咽干。若食少,大小便自调,虽好饮汤,咽舌不燥,此脾胃虚,津液不足也。更加天花粉。又治痘太密,津液不足,咽干膈燥而渴。

1　为:原字残,据残笔及文义补。

卷 之 五

附 方 目 录

第十六　补中益气汤 附方七

补中益气加黄柏知母汤 加黄柏、知母

升阳益胃汤 加神曲，生黄芩

人参益胃汤 加益智、黄芩、半夏、苍术、红花

补中益气去当归汤 去当归

调中益气汤 去当归，加苍术、木香

升阳顺气汤 去白术，加半夏、草豆蔻、神曲、黄柏

调荣养气汤 去升麻，加生地黄、川芎、细辛、羌活、防风

第十七　小柴胡汤 附方二十一

小柴胡加五味子汤 加五味子

小柴胡加牡丹皮汤 加牡丹皮[1]

小柴胡加地黄汤 加生地黄[2]

小柴胡茯苓汤 加茯苓[3]

小柴胡芒硝汤 加芒硝

柴胡半夏汤 加麦门冬、白术

柴胡双解散 加陈皮、芍药

小柴胡加枳桔汤 加枳皮、桔梗

小柴胡[4]干姜牡蛎汤 加干姜、牡蛎

小柴胡[5]芒硝大黄汤 加芒硝、大黄

柴胡桂枝汤 加桂枝、芍药

加味小柴胡汤 加黄连、白芍、玄参、升麻

小柴胡加生姜橘皮竹茹汤 加生姜、橘皮、竹茹[6]

小柴胡去枣加牡蛎汤 去枣，加牡蛎[7]

1　加牡丹皮：原脱，据正文补。

2　加生地黄：原脱，据正文补。

3　加茯苓：原方名为"小柴胡加茯苓汤"，其后无文，今据体例与正文，删方名"加"字，补加味药。

4　小柴胡：其下原有"加"字，据正文删。

5　小柴胡：其下原有"加"字，据正文删。

6　加生姜、橘皮、竹茹：原脱，据正文补。

7　去枣，加牡蛎：原脱，据正文补。

---

1 去黄芩,加茯苓:原脱,据正文补。

2 去黄芩,加芍药:原脱,据正文补。

3 五:原误作"加",据方名及正文改。

卷 之 五

汤 名

秣陵求如王良璨玉卿氏编次

泾川完素杨文见　　　助梓

第十六　补中益气汤

本方加减汤名七方,附于后。

补中益气汤方

黄耆 蜜炙,一钱。

甘草 炙,五分。

人参 一钱。以上三味,除湿热烦热之圣药也。

当归身 酒洗,七分,和血脉。

橘皮 去白,五分。以理胸中之气,又能助阳气上升,以散滞气,助诸甘辛为用。

柴胡 能引清气,而行阳道。

升麻 各三分。引胃气,上行升腾,复其本位,便是行春升之令,乃阳明经之圣药也。若补脾胃,非此为引用则不能补。

白术 七分。除胃中热,利腰脐间血。忌桃、李、菘菜、雀肉、青鱼。

右作一剂,水二盏,煎一盏,去渣,午前热服。一方有白芍。秋冬不用。一方加黄柏三分、红花三分。以滋肾水,泻伏火,入心养血。

治内伤劳倦,时疫发热。

治劳倦伤脾,中气不足,懒于言语,恶食溏泄,日渐瘦弱。

吴山甫[1]曰:脾主四肢,若遇饥馁,无谷气以养脾,故令中气不足,懒于言语。脾气不足以克制中宫之湿,故溏泻。脾主肌肉,故瘦弱。五味入口,甘先入脾。参、耆、归、术、甘草,皆甘物也,故入脾,即补中气。中气者,脾胃之气也。人生与天地相似,天地之气一降,则万物皆死,故用升麻、柴胡为佐,以升清阳之气,所以法象乎天地之升生也。用陈皮者,一能疏通脾胃,一能行甘温之滞也。

治疮疡元气不足,四肢倦怠,口干发热,饮食无味。

痎疟 治疟疾经年不愈者,名曰痎疟。痎,老也。经年不愈则气血皆虚,疟邪深入矣。气虚则有参、耆、术、草以补气,血虚则有当归以养血。疟邪深入,则有柴胡、升麻以升举之,陈皮消痰泻气,能助升、柴以成功。若发于晚者,入阴分血分也,倍加当归。

泻痢 治久泻痢。

---

1 吴山甫:此下文字原作小字,按本书体例当为大字,故改。

带 治赤白带。

脱肛 治产后脱肛。

皮风疮 治中气不足,卫气不舒,以致皮风搔疮。

遗溺 治阴阳不调,水火不济,遗溺。

淋 治劳淋伤损,元气下陷。

浊 治胃气虚弱,下陷便浊。

治内虚脾胃下陷,食不知味,五心烦热。

中满 治气虚中满,不思饮食。

头痛 头痛,加蔓荆子三分,主头痛、脑痛。痛甚者加川芎。治太阳经头痛。

顶痛、脑痛,加藁本五分、主头顶痛。细辛三分。主少阴经头痛。

头痛有痰,沉重懒倦者,乃太阴、厥阴头痛,加半夏五分或一钱,生姜三片。

内伤劳倦,阴虚头眩,加川芎、天麻、防风、蔓荆子。

耳鸣,目黄,颊颔音汗肿,胻、肩、臑音需、肘、臂外后廉痛,面赤,脉洪,加羌活一钱、防风七分、甘草三分、益元气、泻火。藁本五分、通经血。黄连、黄芩各三分。消肿。

烦乱,如腹中或身中有刺痛,皆血涩不足也。倍当归身五分。

嗌痛 嗌痛、颔肿,脉洪大,面赤,加黄芩三分,桔梗七分,甘草三分。

口干 口干嗌干,或渴,加葛根五分,升胃气上行以润之。

口干 口干舌干,加竹叶、主消渴。麦门冬。

心下痞、督音茂闷者,加芍药,宣通藏府壅气,黄连各一钱。

如痞腹胀,加枳实主心下急痞。三分、厚朴七分、木香、砂仁各三分。如天寒加干姜。

心下痞,呕逆,加生姜、黄连、陈皮。冬月少加藿香、丁香。

心下痞,脉滑缓,有痰,加半夏、黄连。

心下痞,脉弦,四肢满闭,便难,加柴胡、黄连、甘草。

心下痞,能食,加黄连。

腹痛 腹痛,加炒白芍五分,炙甘草五分。

腹痛,恶热喜寒,加白芍五分,炙甘草三分,生黄芩三分。

天凉时,恶热腹痛,加白芍五分,炙甘草三分,少加桂。

天寒腹痛,去白芍,加益智善调诸气、半夏五分,生姜三片。

夏月腹痛,不恶寒,反恶热。加黄芩五分,白芍一钱,甘草五分。以治时热。

恶寒,觉腹冷痛,加桂心五分。

腹痛,水泻,伏火,加白芍。秋冬不用,但加红花,少加黄柏。泻隐伏之龙火。

☐脐下痛☐脐下痛,加熟地黄五分,其痛立止。如不止,乃大寒也,更加桂三分。

☐滞气☐胸中滞气加连[1]翘、青皮,一分或二分。壅滞可用,气促少气者去之。

☐吐唾☐多吐唾,或吐白沫,胃口上停寒也。加益智、止呕哕,摄涎唾。砂仁。

☐湿☐身有疼痛者,湿也。身重者,亦湿也,加四苓散一钱。四苓散方,即五苓去桂也。用赤茯苓、白术、猪苓,泽泻。

风湿相搏,一身尽痛,加羌活、柴胡、藁本各五分,升麻、苍术各一钱。如病去,勿再服。

如大便秘涩,加当归梢一钱。闭涩不行者,煎成正药,先用一口,调玄明粉五分或一钱,得行则止。此病不宜下,下之恐变凶证也。

☐溏泄☐大便溏泄不已,加附子一钱。谷不化,加砂仁。

☐泄☐内伤脾胃,气虚下泄,加肉豆蔻、诃子。

☐痰☐久病痰喘,去人参;初病者不去。冬月,或春寒、或秋凉时,加不去节麻黄。春月天温,加佛耳草三分、款冬花一分。治寒嗽及痰升☐☐☐化为使。

夏月嗽,加五味子二十五粒,麦门冬五分。如舌上生白胎、滑者,胸中有寒,勿加。

夏月天温嗽,加佛耳草、款冬花各五分。

夏月不嗽,亦加人参三分、五味子、麦门冬。救肺受火邪。

冬月嗽,加不去节麻黄五分,秋凉亦加之。

初病之人,虽痰嗽不去,人参必不增添。若久病肺中有伏火,去之,以防痰嗽增益耳。

冬嗽食不下,乃胸中有寒,或气涩滞,加青皮、木香。寒月加益智、草

---

1 连:原作"莲",据连翘正名改。下同径改。

豆蔻各五分。春初犹寒，少加辛热之剂，以补春气之不足，为风药之佐。益智、草豆蔻是也。夏月加芩、连，秋月加槟榔、砂仁。长夏湿土，客邪太旺，加苍术、白术、泽泻，上下二分消其湿热之气。湿热太胜，主食不消，故食减不知谷味，则加神曲以消之。加五味、麦冬，助人参泻火益肺气，在三伏中为圣药。

注夏病，加白芍、炒黄柏。有痰加半夏，去升麻、柴胡。

胁痛 胁下急或痛，倍柴胡、人参、甘草。

精神少 精神短少，加人参五分，五味子二十粒。

胃脘痛 胃脘当心痛，加草豆蔻三分。瘦甚人，白术、参、耆，有用至一二两者。

劳力感寒 辛苦劳役之人，患头痛，恶寒身热，又骨髓酸疼，微渴自汗，脉浮大无力。节庵曰：为劳力感寒，加辛温之剂。

小便数 肾虚有热，小便数，加知母、黄柏、生地黄、麦门冬。

遗尿 伤寒汗下后热不解，阴虚火动而遗尿者，加黄柏、知母、生地、麦门冬、五味。

劳复 伤寒后劳复，发热气高而喘，身热而烦，四肢怠惰，只依本方。

失精 梦中失精，或虚劳烦盛，或自汗阴虚不足者，加黄柏、知母各一钱，五味子九粒，麦门冬一钱半。

食不消 有宿食不消，心下痞者，去升麻、人参，加枳实、黄连各一钱主之。

不卧 不能卧者，加远志、酸枣仁各一钱，茯神一钱半。

虚 脉虚弱人，倍人参。

自汗盗汗 自汗、盗汗，倍黄耆。

胃弱食少，倍白术。

外热多，倍软苗柴胡。

附：本方加减汤名治病

补中益气加黄柏知母汤　即本方加黄柏、知母。

治狐疝：狐疝者，昼则气出而肾囊肿大，夜则气入而肿胀皆消。

吴山甫曰：夫狐之为物也。昼则出穴而溺，夜则入穴而不溺。以斯证肖之，故名焉。昼属阳，夜属阴，昼病而夜否者，气病、血不病也。故用参、耆、甘草、白术以益气。升麻、柴胡以举其下陷之阳。黄柏、知母以益夫不足之坎，当归味辛以活其壅滞之血，陈皮气芳以利其陈腐之气。

升阳益胃汤　即本方加神曲、生黄芩。

治妇人经候凝结，黑血成块，左边有血瘕，水泄不止，谷不消化。后血块暴下，并水泄俱作。夫血脱益气，古圣人之法也。先补胃气以助生发之气，故阳生阴长，诸甘药为之先务。殊不知甘能生血，此阳生阴长之理也。故先调胃气，盖人身内以谷气为本也。

又治内虚脾胃下陷，食不知味，五心烦热。又治阳气下陷、泄泻，加桔梗。

人参益胃汤　即本方加益智、黄芩、半夏、苍术、红花。

治头劳动则微痛，不喜饮食，四肢怠惰，躁热短气，口不知味，腹鸣，大便微溏，身体昏闷，觉渴，不喜冷物。

补中益气去当归汤　即本方去当归。

治滑泄痞闷。《内经》曰：清阳在下，则生飧泄。浊阴在上，则生䐜胀。病由中气不足而不能升清降浊耳。参、耆、甘草、白术，所以补中，陈皮所以利气，柴胡、升麻所以升举下陷之阳。清阳升则浊阴自降，浊降则痞闷自除。清升则飧泄自止。去当归者，恶其滑利故也。

调中益气汤　即本方去当归，加苍术、木香。

治因饥饱劳役，损伤脾胃，元气不足，其脉弦洪缓，而沉按之中、之下，时得一涩。其证四肢倦怠，肢节疼痛，难以屈伸，身体沉重，烦心不安，昔肥今瘦，口失滋味，腹难舒伸，大小便清利而数。或上饮下便，或大便涩滞，或夏月飧泄，米谷不化，或便后见血，或便见白脓，胸满短气，咽膈不通，痰唾稠粘，口中沃沫，食入反出，耳鸣耳聋，目中流火，视物昏花，努肉红丝，热壅头目，不得安卧，不思饮食，或气虚中满等证。

附加减在后：

如是显[1]热躁，是下元阴火蒸蒸然发也。加生地黄二分，黄柏三分。

如大便虚坐不得，或大便了而不了，腹中常常逼迫，皆是血虚血涩也。加当归身三分。

1　显：据下文有"故显湿热相合而烦乱"之注，疑此下脱"湿"字。《医学纲目》卷四"调中益气汤"亦有此证。

如身体沉重，虽小便数多，加茯苓三分，黄柏三分，泽泻五分，苍术一钱。时暂从权，以去湿也，不可常用。兼足太阴已病，其脉亦络于心中，故显湿热相合而烦乱。

如胃气不和，加半夏五分，生姜三片。有嗽加生姜、生地黄二分，以制半夏之毒。

如痰厥头疼，非半夏不除，此足太阴脾邪所作也。

如躁热，加黄柏、生地黄各二分。

如夏月，加白芍三分。

如春月腹痛，亦加白芍。

如恶热而渴，或腹痛，加白芍、生芩各二分。

如恶寒腹痛，加桂心三分，去黄芩。

如冬月腹痛，去芍药，加干姜二分，或加半夏五六分，以生姜制之。

升阳顺气汤　即本主去白术，加半夏、草豆蔻、神曲、黄柏。治饮食不节，劳役所伤，腹胁满闷、短气，遇春则口淡无味，遇夏虽热，犹有恶寒，饥则常如饱，不喜食冷物。

调荣养气汤　即本方去升麻，加生地黄、川芎、细辛、羌活、防风。

治头疼身热，恶寒微渴，濈然汗出，身作痛，脚腿酸疼，无力沉倦，脉空虚无力。庸医不识，因见头痛、发热、恶寒，便呼为正伤寒，大发其汗，致轻反变重。殊不知劳力内伤气血，外感寒邪，宜少用辛甘温之剂则愈，名曰劳力感寒症。《经》曰：劳者温之，损者温之。温能除大热，此之谓也。

附：陶节庵加减并槌法。

元气不足者，加升麻少许。须知元气不足者，至阴之下，求其升提。

口渴，加天花粉、知母。

喘嗽，加杏仁，去升麻。

胸中烦热，加山栀、竹茹。

汗出不止，加芍药，去升麻、细辛；干呕，加姜汁，炒半夏。

胸中饱闷，加枳壳、桔梗，去生地黄、甘草少许，用黄耆、白术。

痰盛加瓜蒌仁、贝母，去防风、细辛。

腹痛去黄耆、白术，加芍药、干姜。

有因血郁内伤，有痛处，或大便黑，加桃仁、红花，去芍药、细辛、羌活、防风、黄耆、白术。甚者加大黄，下尽瘀血则愈。后依本方去大黄调理。

按：东垣立方本旨云：夫脾胃虚者，因饮食劳倦，心火亢甚而乘其土位，其次肺气受邪，须用黄耆最多，人参、甘草次之。脾胃一虚，肺气先绝，故用黄耆以益皮毛而闭腠理，不令自汗。上喘气短，损其元气，用人参以补之。心火乘脾，用甘草之甘温以泻火热，而补脾胃中元气。若脾胃急痛，腹中急缩者，宜多用之。《经》云：急者缓之。白术、甘草，苦甘温，除胃中热，利腰脐间血。胃中清气在下，升麻、柴胡以引黄耆、甘草甘温之气味上升，能补卫气之散解而实其表也。又缓带脉之缩急。二味苦平，味之薄者，阴中之阳，引清气上升也。气乱于胸中，为清浊相干，用去白陈皮以理之。又能助阳气之上升，以散滞气，助诸甘辛为用也。脾胃气虚，不能升浮，为阴火伤其生发之气。荣血大亏，荣气不荣，阴火炽盛，是血中伏火，日渐煎熬，血气日减，则心无所养，致使心乱而烦，病名曰：悗。悗者，心惑而烦闷不安也。故用甘温之剂生阳气。阳生则能生阴血，更以当归和之。宜少加黄柏，以救肾水，能泻阴中之伏火。如烦不止，加生地黄，补肾水，水旺而心火自降。

吴山甫曰：中气者，脾胃气也。五脏六腑，百骸九窍，皆受气于脾胃而后治。故曰"土者万物之母"。若饥饱劳役伤其脾胃，则众体无以受气而皆病。故东垣谆谆以脾胃为言也。是方也，人参、黄耆、甘草，甘温之品也。甘者，中之味；温者，中之气。气味皆中，故足以补中气。白术甘而微燥，故能健脾；当归质润辛温，故能泽土。术以燥之，归以润之，则不刚不柔，而土气和矣。后用升麻、柴胡者，升清阳之气于地道也。盖天地之气一升，则万物皆生；天地之气一降，则万物皆死。观乎天地之升降，而用升麻、柴胡之意，从可知矣。或曰：东垣谓脾胃一虚，肺气先绝，故用黄耆以益皮毛，不令自汗而泄肺气，其辞切矣。子考古人之方而更其论，何也？余曰：东垣以脾胃为肺之母故耳。余以脾胃为众体之母。凡五藏六府、百骸九窍，莫不受其气而母之，是发东垣之未发而广其意耳，岂曰更论？

第十七　小柴胡汤

本方加减汤名二十方，合和汤名一方，共计二十一方，附于后。

半表半里之剂　**小柴胡汤**方 仲景方。洁古名"三禁汤"，谓不汗、不下、不利小便也。

柴胡 君。半斤。《内经》曰：热淫于内，以苦发之。柴胡、黄芩之苦，以发传邪之热，故用柴胡为君，黄芩为臣。

黄芩 臣。三两。

半夏 佐。半升，邪初入里，里气必逆，是以辛散之物为助，故用半夏为佐。

生姜 使。三两。

大枣 使。十二枚，去核。《内经》曰：辛甘发散为阳。故用生姜、大枣为使。

人参 三两。

甘草 三两。邪气传里则里气不治，故用人参、甘草之甘温以扶正气。

右七味，以水一斗二升，煎至六升，去滓，再煎取三升，温服一升，日三服。或问：此方分两动以斤计，与今时制方大有径庭，何也？曰：此汉时方也。盖古斗、斛、铢、两，比今不同，故今之三两，为汉唐五两；古之三升，为今一升也。

又问：半夏、黄芩畏生姜，而生姜恶半夏、黄芩，胡为同剂？曰：仲景制方之神也！如彼所畏者，畏其能也。我所恶者，恶其毒也。然主治在半夏、黄芩，不得不用，故以生姜制其毒，使不得以自纵也。

治太阳病，十日已去，脉细而嗜卧，外虽已解，设胸中满痛者与服之。

伤寒五六日，中风，往来寒热，胸胁痛，默默不欲饮食，心烦喜呕，或烦而不呕，或渴，或腹中痛，或胁下痞硬，或心下悸，小便不利，或不渴、身有微热者，此汤主之。

血气弱，腠理开，因邪气与正气相抟结于胸中，邪正分争，往来寒热，休作有时，默默不欲饮食，藏府相连甚痛，心下邪高致呕也。此汤主之。

伤寒五六日，身热恶风，头项强，胁下满，手足温而渴者与服之。

伤寒阳脉涩，阴脉弦，腹中急痛，先与小建中汤：不差者，此汤主之。

太阳病，过经十余日，发汗、吐下后四五日，柴胡汤证仍在者，先与此汤：呕不止，心下郁、微烦者，为未解也，与大柴胡汤，下之则愈。

伤五六日，头汗出，微恶寒，手足冷，心下满，不欲饮食，大便鞕，音硬。脉细者，为阳微，必有表，复有里，脉细亦里也。汗出为阳微，此为半在表、半在里也。脉虽沉紧，不得为少阴。所以然者，阴不得有汗也。今头汗出，故知非少阴也。可与服此汤，得屎而解。

伤寒五六日，呕而发热者，柴胡汤证具，而以他药下之，柴胡汤证仍在者，复与小柴胡汤。

阳明病发潮热，大便溏，小便自下，胸胁不利者，与此汤。

阳明病，胁下硬满、不大便而呕，舌上白胎者，与服之。上焦得通，津液得下，肾气因和，濈音七然汗出而解。

外不解，病过十日，脉续浮者，与此汤。

太阳病不解，转入少阳，胁下满，干呕不能食，往来寒热尚未退，吐下，脉沉紧者，此汤主之。

若已吐下后，发汗，温针，谵语，小柴胡证罢，此为坏证。知犯何逆以治之，呕而发热，此汤主之。

妇人中风七八月，续得寒热，发作有时，而经水适来适断者，此为热入血室，其血必结，故使如疟状，此汤主之。

伤寒瘥已后更发热者，此汤主之。

伤寒坏病，前热未除，其脉阴阳俱盛，重感寒邪，变为温疟也。寒热往来，口苦，胸胁满者，宜本方加芍药少许、桂枝主之。若热多者，倍加柴胡；寒多者，倍加桂枝。如热多者，本方合白虎汤；痰多者，本方合二陈汤。

伤寒后，饮酒复剧、益[1]痛者，本热未解而饮酒，则转加热盛而痛增。若脉弦大者，须此汤加葛根、黄连、乌梅。

如胸中烦而不呕，去半夏、人参，加瓜蒌仁。烦者，热也；呕者，气逆也。今烦而不呕，则热聚而气不逆，邪气欲渐成实也。参甘恐补，去之，无助热。夏味辛散，去之以无逆气也。瓜蒌苦寒，用之以通郁热于胸[2]中。

若渴者，去半夏，加人参之甘润，瓜蒌根之苦润相合。

若腹中痛，去黄芩，加芍药。寒邪入里，里气不足。寒邪壅则腹中痛。芩，苦寒壮坚而寒中，去之则中气易和；芍药，味酸而利中，加之则里气得通，又腹痛自愈矣。

若胁下痞硬，去大枣，甘能满中。加牡蛎。酸咸爽硬。

若心下悸，小便不利者，去黄芩之苦寒，使蓄水浸行，加茯苓之甘淡渗利，则津液通矣。

若不渴，外有微热，去人参因微热有表邪，恐其主内之物也。加桂枝，取汗发散，解表邪也。

1　益：原作"盖"，据文义改。

2　胸：原作"陶"，据文义改。

若咳者，去人参、大枣、生姜，加五味子、干姜。肺气逆则咳，参、枣、姜温中则肺气愈逆，故去之；用五味之酸，收敛肺气；干姜之辛热，以散内之寒气，则咳自止。若加葛根、芍药，治少阳、阳明合病。

治瘴疫久疟，面黄肌瘦，不论浅深。

治伏暑，发热汗渴，水入心胞，不能言语。

治瘟疫，脉尺寸俱弦数，胸胁痛而耳聋，少阳也，此汤主之。

治瘟疫大头病，发于耳之上下前后，并头角红肿者是也。若肌热，日晡潮热，或寒热往来，口苦咽干，胸胁满闷，少阳也。本方加消毒药。

陶尚文治疫病在少阳者，本方加防风、羌活，微发之而愈。

若见太阳证、大便泄者，本方去黄芩，对五苓散：尤当看脉。小便不利，是膀胱本病。本方合五苓散，去桂。若入太阴，无热证见者，用理中汤：此证必腹痛而泻，泻止痛止，仍用本方和之。

春瘟，发热身痛，咳嗽，口渴，脉浮洪而热甚者，本方加桂枝。治嗽加五味子。渴，去半夏，加天花粉、人参。疫病胸膈满闷，本方加枳实、橘红、黄连。如渴，加石膏、知母。

吐血 治吐血，盖由醉饱房劳，或醉后大怒，触动劳血，以致妄汗吐血者，加天冬、麦冬送下。

风寒咳嗽 治风寒咳嗽，发热头疼。

治肝胆有实热，令人口酸而苦，加甘草、龙胆草、青皮之类。

治鬓疽，加连翘、金银花、桔梗。

治因怒，鬓后际肿痛发热，加连翘、金银花、天花粉。

瘰疬乳痈下疳 治瘰疬、乳痈、便毒、下疳等疮。

小儿似疟 治小儿寒热似疟。

附：本方加减汤名治病

温病 **小柴胡加五味子汤** 即本方加五味子。治温病发热而渴，不恶寒而嗽者。

热入血室 **小柴胡加牡丹皮汤** 即本方加牡丹皮。治妇人伤寒，身热，脉弦而长，属阳明、少阳，往来寒热，夜躁昼宁，如见鬼状，经水适来适断，热入血室，不满实者。

小柴胡加地黄汤　即本方加生地黄。治妇人伤寒发热,经水适来适断,夜躁昼宁,谵语见鬼。又治产后恶露,方来忽断,欲死。又治妇人出疹,经水适来,若过四五日犹不止者,此热邪乘入血室虚,迫血妄行,宜服此清之。又治痘痛。

小柴胡茯苓汤　即本方加茯苓。治小便难,潮热腹痛。

小柴胡芒硝汤　即本方加芒硝。治伤寒十二三日不解,胸胁满而呕,日晡潮热,已而微利。此本柴胡汤证,下之不得利,今反利,知非其治也。潮热,实也。先以小柴胡解外,后以本方治之。

柴胡半夏汤　即本方加麦门冬、白术[1]。治痰热头痛,手足寒热。

柴胡双解散　陶节庵方。即本方加陈皮、芍药。《槌法》加生艾汁三匙。

足[2]少阳胆经受病,耳聋、胁痛,寒热,呕而口苦,脉来弦数,属半表半里,宜和解。此胆经无出无入,有三禁:不可吐、汗、利也。止有小柴胡汤一方,随病加减,再无别方,立加减法在后。

如本经证小便不利者,加茯苓。

本经证呕者,入姜汁竹茹。

胁痛加青皮。

痰多加瓜蒌仁、贝母。

寒热似疟加桂。

渴加天花粉、知母。

齿燥无津液,加石膏。

嗽加五味子、金沸草。

心下饱闷,未经下者,非结胸,乃表邪传至胸中,未入于府,证虽满闷,尚为在表。本方加桔梗。未效,本方对小陷胸[3]汤,加桔梗。以上俱本经证。

虚烦类伤寒,加竹叶、炒粳米。本经与阳明合病,加葛根、白芍药。妇人热入血室,加当归、红花。男子热入血室,加生地。血室者,血海也。冲脉为

1　白术:原脱,据分目录补,与《活人书》所载合。

2　足:此下原为小字,据本书体例,方下加减法当用大字,故改。

3　胸:原脱,据文义补。

血之海。男女均有此冲脉，得热血必妄行。在男子则下血谵语，因邪热得入正阳明府。在妇人则寒热似疟。

小柴胡加枳桔汤　即本方加枳壳、桔梗。

治痘疹后咳嗽胁痛，由余毒在中，阴阳之气不得升降也。胁居一身之左右，阴阳二气之道路也。胁痛是气不能升降之故也。但解毒，毒气去，真气行，则苦自平。

小柴胡干姜牡蛎汤　即本方加干姜、牡蛎。治痞而胸膈满胀。

小柴胡芒硝大黄汤　即本方加芒硝、大黄。治妇人伤寒，头痛脉浮，医反下之，邪气乘虚而入，经水闭不行，心下结硬，口燥舌干，寒热往来，狂言见鬼状，脉沉而数者。

柴胡桂枝汤　即本方加桂枝、芍药。治发热自汗，或寒热自汗。

加味小柴胡汤　即本方加黄连、白芍、玄参、升麻。

附：加减治病[1]。

发班肌热，潮热，或往来寒热，口苦咽干，目眩，耳聋，胁痛，胸满心烦，或干呕，或烦渴，或嗽，俱依此汤。

口燥渴，去半夏，加天花粉。

咽痛，加桔梗、倍甘草。

呕，加生姜。

班毒出盛，加犀角、牛蒡子；毒盛，加青黛。

胸中烦闷不利，加瓜蒌仁。

痰火上喘，加桔梗、知母、贝母、瓜蒌仁、桑白皮。喘而舌燥、烦渴，脉数大者，更加石膏。

胁痛，胸满不利，加枳壳、桔梗。

心下痞硬，加枳实，黄连倍用。

小柴胡加生姜橘皮竹茹汤　即本方加生姜、橘皮、竹茹。治阳证咳逆、潮热。

小柴胡去枣加牡蛎汤　即本方去枣，加牡蛎。治水结胸中。

小柴胡去黄芩加茯苓汤　即本方去黄芩，加茯苓。治呕而发热，胸胁满，小便不利。

1　加减治病：此下原为小字，据本书体例，方下加减法当用大字，故改。

小柴胡去黄芩加芍药汤　即本方去黄芩，加芍药。治下后阴弱生热，脉微，恶寒。又治寒热往来，脉弦腹痛。

小柴胡去半夏加人参栝蒌汤　即本方去半夏，加人参、瓜蒌。治发热而渴。又治疟疾，微劳不任，经年不差，差后复发，名曰"劳疟"。

小柴胡去参枣加五味子干姜汤　本方去人参、大枣，加五味子、干姜。治少阳寒热，胸满泄泻。

大柴胡汤　即本方加大黄、赤芍、枳实，去人参。

治伤寒十余日，热结在里，复往来寒热。

治太阳病，过经十余日，二三日下之，呕不止，心中微烦。

治太阳与少阳合病，头痛腰痛，往来寒热，胸胁疼痛而呕。

治伤寒发热，汗出不解，心中痞硬，呕吐下痢。

治伤寒太阳病未解，脉阴阳俱停，必先振栗汗出而解。但尺脉实者，此汤下之乃解。

治伤寒六七日，目中不了了，睛不和[1]，无表里证，大便难，身微热，为实也。急宜此汤下之。

治阳明病，发热汗多。

治阳明病，心腹胀满，喘而短气、潮热者，邪在里为实者。

治伤寒无表里证，发热七八日，脉浮数者，以此汤下之。

治腹满不减者。

治腹满痛为实者。

治汗出谵语，有燥屎，此为风也，须下之。过经乃可下。下之若早者，语言必乱，以表虚里实故也。下之乃愈。

治烦热，汗出则解。又如疟状，日晡所发热者，属阳明也，脉实者与之。

治少阴下利清水，色纯青，心下必痛，口干燥者。

治伤寒后，脉沉。沉者，内实也。

治内伤饮食，郁在里，身热烦燥，日晡发热如疟状，脉实而滑数者。

治春温，发热身痛，咳嗽口渴，脉实而热甚，渴者，加知母、石膏。

治瘟疫发狂不知人，加当归。

1　和：原作"利"，据《伤寒论·辨阳明病脉证并治第八》改。

治瘟疫胸膈满闷,大便不通。

治瘟疫内热,大便难,病后五六日,不恶寒,反恶热。

柴胡饮子　即本方去半夏、大枣,加大黄、当归、芍药。

治一切积热,肌肤骨蒸,往来寒热,及伤寒发热汗不解,骨蒸、肺痿、喘嗽,妇人经水不通等疾。又治痘疮初出,毒凝血聚成黑色,头焦黑者,乃荣血不流行,内外毒气壅遏。此证甚危,其人必大小便秘,喘急烦躁也。又治痘疮,大便硬,二三日不更衣。痘疮始终要大便疏而润,谓之里气和。若有阻难,即毒邪留伏于里,肠胃壅遏不得运化故也。又治痘疹出不快,热甚大渴,腹胀满,大便不通,烦躁,此毒壅于内也。又治痘疹发热,微微出、反密者,必口燥渴,唇焦裂,小便赤少,大便秘,身虽不大热,却而蒸蒸然。此毒深热亦深,故表不大热而里热也。宜此下之。

附:本方合和汤名治病

柴苓汤　即本方合五苓散。治伤寒表证未解,外邪传入半表半里。

又治内伤发热及杂病发热。

又治瘟疫发狂而泄泻。

又治发热泄泻里虚。

第十八　凉　膈　散

本方加减汤名三方,合和汤名一方,共计四方,附于后。

凉膈散方　一名**连翘饮子**。刘河间方,李东垣凉膈散方中,去大黄、芒硝,加桔梗。

连翘一两　山栀　薄荷　黄芩　大黄各半两　芒硝二钱半　甘草一两半

右为粗末,每服五钱,水煎,去滓,入蜜少许,温服。或加竹叶三十片。

李东垣减去大黄、芒硝,加桔梗,用为舟楫之剂,浮而上之,治胸膈中与六经热。

吴山甫曰:芩、栀味苦而无气,故泻火于中。连翘、薄荷味薄而气薄,故清热于上。大黄、芒硝咸寒而味厚,故诸实皆泻。用甘草者,取其性缓而恋膈也。

治诸风瘛疭,手足搐搦,筋挛疼痛。

治伤寒表不解,半入于里,下症未全者。

治下后燥热，怫郁结于内，心烦懊恼不得眠。

治胃中湿热上蒸，自汗。

治心火上盛，膈热有余，目赤头眩，口疮唇裂。

治三焦六经积热。

治藏府积热，烦渴，咽燥，喉痹。

治鼻衄吐血，加归、芍、各五钱。生地黄。一两。

治咳嗽痰涎。

治淋闭，大小便不通。

治谵语狂妄，肠胃燥涩。

治风热内壅。

治痘疹发班。

治痘疹里热。东垣去大黄、芒硝，加桔梗。

治痘疮热极黑陷。

治痘疮热甚黑陷，腹满喘急，小便赤、将死者，加枳实、厚朴，约以下之得利者，立效。

治痘疮表里俱热，纯阳无阴证。

治班疹欲发之，加防风、荆芥。

治班疹，加葛根一两，荆芥、赤芍、川芎、防风、桔梗各半两。

治风热上攻耳聋。

治咽喉痛，涎嗽，加桔梗一两，荆芥半两。

治嗽而呕，加半夏一钱半，生姜三片。

治淋沥，加滑石四两，茯苓一两。

治风眩，加川芎、防风各五钱，石膏三两。

治酒毒，加葛根一两。

治小儿惊风热极。

退表里热，加益元散，效速也。

附：本方加减汤名治病。

活命金丹 即本方加青黛、蓝根。治中风神不清。

转舌膏　即本方加远志、菖蒲，蜜丸，朱砂为衣。治中风瘐疢，舌塞不语。

清心汤　即本方加黄连五钱。泻三焦六经之火。

附：本方合和汤名治病。

三和汤　本方合四物汤。治月经不通。

卷 之 六

附 方 目 录

第十九　五苓散 附方十三

加味五苓散 加车前子、生姜、灯心

茵陈五苓散 加茵陈

山栀五苓散 加山栀

金砂五苓散 加海金砂、芍药、甘草、滑石、石韦

四苓散 去桂

辰砂五苓散 去桂,加辰砂

猪苓汤 去桂、泽泻

桂苓白术丸 去猪苓,加生姜、硝、半夏、陈皮

胃苓汤 合平胃散

春泽汤 合四君子汤

甘露饮 合益元散,去猪苓,加石膏、寒水石

桂苓甘露饮 合益元散,加寒水石

桂苓白术散 合益元散,加石膏、寒水石

第二十　理中汤 附方十四

理中丸 理中汤以蜜丸

附子理中汤 加附子

枳实理中汤 加枳实、茯苓

枳实理中丸 加枳实、茯苓,蜜丸

理中加丁香汤 加丁香

治中汤 加青皮,或加陈皮

补中汤 加茯苓,或橘皮,蜜丸名调中丸

增损理中丸 加瓜蒌、牡蛎、枳实、黄芩,蜜丸

四顺汤 去白术,加茯苓、熟附子

四顺丸 加甘草一倍

连理汤 加茯苓、黄连

黄耆汤 加黄耆、白芍

温中汤 去干姜

和中汤 去人参,加厚朴

第二十一　防风通圣散 附方三

通圣菊花丸 加菊花、地骨皮、生地黄

通圣天麻丸 加天麻、菊花、熟地黄

双解散 合益元散一两,加葱白十茎,豆豉一合,生姜半两

第二十二　黄连解毒汤 附方十四

既济解毒丸 以水为丸

三黄石膏汤 加石膏、麻黄、淡豆豉

加减泻黄散 加茵陈、泽泻、茯苓

三补丸 去山栀子

三黄泻心汤 去山栀子

三黄熟艾汤 去山栀,加熟艾

金花丸 去山栀,加大黄,水丸

三黄丸 去山栀、黄柏,加大黄

二黄汤 去山栀、黄柏,加生甘草

聚金丸 去山栀、黄柏,加防风

连柏二物汤 去山栀、黄芩

栀子柏皮汤 去芩、连

解毒四物汤 合四物汤

解毒丸 合神芎导水丸

卷 之 六

汤 名

秣陵求如王良璨玉卿氏编次

东官　　邓逢年子田甫助梓

第十九　五　苓　散

本方加减汤名八方，合和汤名五方，共计十三方，附于后。

五苓散方　仲景方。苓者，令也。通行津液，克伐肾邪，专为号令者，苓之功也，故曰五苓散也。○太阳膀胱经之下药。太阳高则汗而发之，下则引而竭之，使邪从膀胱出也。

茯苓　君。《经》曰：淡味渗泄为阳。水饮内蓄，须渗泄之，必以甘淡为主，故用此甘平者为君。

猪苓　臣。去皮，各半两。

白术　佐。土炒，半两。脾恶湿，水饮内蓄，则脾气不治。益脾胜湿，必以甘温为助，故用此为佐。

泽泻　使。一两。《经》曰：咸味渗泄为阴，泄饮导溺。必以咸为助，故用此为使。

桂　使。去粗皮，半钱。水气不行，则肾气燥。《经》曰：肾恶燥，急食辛以润之。散燥滋肾，必以此为使。

右为末，每服二钱，热汤或米饮调下。日三服，加滑石二两尤佳。

治伤寒太阳病后，汗后大汗出，胃中干，烦躁不得眠，欲饮水。

治伤寒中暑，大汗后，胃中干，烦躁不得眠。

治伤寒表里俱热，饮水反吐，名曰水逆。

治伤寒或攻表不[1]解，当汗而反下之，利不止。

治霍乱热多，欲饮水者，阳邪也。吴山甫曰：邪在上焦则吐，邪在下焦则泻，邪在中焦则既吐且泻，名曰霍乱。霍乱责之里邪，责之水谷。是方也，桂能建中，术能安谷，茯苓、猪苓、泽泻能安水。水谷得安，则霍乱自止。

治伤寒脉浮，表不解，自利。

治胃弱，小便少减。减二苓、泽泻，加白术、桂。

治伤寒小便不利而渴。吴山甫曰：水道为热所秘，故令小便不利。不利则不能运化津液，故令渴。水无当于五味，故用淡以治水。茯苓、泽泻、白术、猪苓，能有或润或燥之殊，然其为淡则一也，故均足以利水。桂性辛热，辛热则能化气。《经》曰：膀胱者，州都之官，津液藏焉，气化则能出矣。此用桂之意也。桂有化气之功，故并称曰五苓。浊阴既出下窍，则清阳自出上窍。又

1　表不：原残，据《黄帝素问宣明论方》卷五"五苓散"补。

热随溺而泄，则渴不治，可以自除。虽然小便不利，亦有因汗下之后，内亡津液而致，故[1]不可强以五苓散利之。强利之则重亡津液，益亏其阴。故曰：大下之后，复发汗，小便不利者，亡津液故也。勿治之，得小便利必自愈。师又曰：太阳随经之邪，直达膀胱，小便不利，其人如狂者，此太阳之邪不传他经，自入其府也。五苓散主之，亦是使阳邪由溺而泄耳。

治伤寒渴欲饮水，水入即吐，吐已复渴，名曰"水逆"。由心经受热而小肠不利也，宜服之。

治发黄。戴元礼曰：发黄有阴阳二证。阳证发黄，留热蓄在脾胃，瘀热与宿谷相抟，蒸郁而黄。凡病人身体发热，头面汗出，颈以下都无汗，渴饮水浆，小便不利，通身头目悉黄，身干无汗，溺又不利，则热不外越，必蕴蓄而成黄证。宜五苓散，用茵陈煎汤，或栀汤调服。

治阴黄。戴元礼曰：阴黄乃太阳经中湿，体痛，发热，身如熏黄，终不如阳黄之明如橘子色也。当问其小便之利与不利。小便自利，用术附汤；小便不利，大便反快者，服本方。

治伤暑。戴元礼曰：呕而渴者，浸冷香薷汤，或本方。泻而渴者，本方合平胃散。泻而发热者，本方合平胃散。身烦热者服本方。热而汗多，畏风甚者，服本方。暑气攻里，腹内刺痛，小便不通，本方加木香。冒暑饮酒，引暑入肠内，酒热与暑气相并，发热大渴，小便不利，其色如血，本方去桂加黄连。有因伤暑，用水沃面，或入水洗浴，暑湿相抟，自汗发热身重，小便不利，服本方。伤暑而大汗不止，甚则真元耗散，宜急收其汗，本方倍桂，或加黄芪，如术之数。

治伤湿。戴元礼曰：若因浴出未解裙衫，身上未干，忽尔熟睡，攻及肾经，外肾肿痛，腰背挛曲，服本方。

治伤酒，恶心呕逆，吐出宿酒，昏冒眩晕，头痛如破。

治肿。戴元礼曰：肿病不一。遍身肿、四肢肿[2]、面肿、脚肿，方谓之水气。然有阳水、阴水肿，总名曰"钟"也，寒热气所钟聚也，应阴水、阳水及蛊胀。服药外，并宜赤小豆粥佐之。如遍身肿，烦渴，小便赤涩，大便多闭，此属阳

1　故：原残，据《医方考》卷一"五苓散"补。

2　肿：原脱，据《秘传证治要诀及类方》卷三"肿"条补。

水。亦有虽烦渴而大便已利者，此不可更利。本方加木通、大腹皮半钱，以通小便。感湿而肿者，其身虽肿，而自腰下至脚重，腿胀满，尤甚于身。气或急、或不急，大便或溏、或不溏，但宜通利小便，多服本方，加木瓜、大腹皮、萝卜子。有患生疮，用干疮药太早，致遍身肿，不可妄施他药。若大便如常，或以自利，当导其气，自小便出之，本方合五皮饮。若肿只在下，本方合除湿汤加木瓜。病后浮肿，此系脾虚，本方一分，平胃散二分。

治蛊胀。

治脚气。戴元礼曰：若久履湿而得，两脚或肿、或疮，本方加木瓜、萝卜子各五分，大黄一钱。脚气，小便不通，本方合除湿汤加木瓜。若大小便俱不通，本方合复元通气散。**附除湿汤**方：即半夏、厚朴、苍术各二两，藿香、陈皮去白、茯苓、白术各一两、甘草炙七钱，姜、枣，并复元通气散，即茴香、川山甲各一两，白牵牛、玄胡、甘草、陈皮各二两，木香半两。

治阴癞气。戴元礼曰：阴囊一核偏坠，或俱肿胀，或一核缩入小腹，用手按捺，方得还旧，是为癞气。若大小腑不通，本方合木香丸，法用班猫十个，去头、足、翅，剉碎，同炒木香丸，炒去班猫，出火毒，浓煎灯心汤，调五苓散，下木香丸六七十丸。或用灯心、葱，入水酒内煎，去灯心、葱，调五苓散。**木香丸**方。补骨脂炒香、荜澄茄、槟榔、酸粟米饭包，外用湿纸包煨，各四十两，黑牵牛炒香，取头末一百二十两，木香二十两，滴水丸绿豆大。

小肠气。戴元礼曰：气因寒聚为疝，血因寒聚为瘕，即是疝气。今谓之横痃、竖痃。绕脐走注，小腹疼痛，不问何证，皆可用本方加茴香五分或一钱。若逆上攻心下不觉痛，而见心痛者，宜用生韭菜自然汁和本方为丸，茴香汤下。

伏暑衄者，茅[1]花汤调下。

伏暑吐血，茅花汤调下。

小便血。戴元礼曰：痛者为血淋，不痛者为尿血。尿血，本方合四物汤。若服药不效，其人素病于色者，乃虚证，本方合胶艾汤，吞鹿茸丸，或附子八味丸，或辰砂妙香散。若小便自清，后有数点血者，本方加赤芍一钱。亦有如砂石而色红，却无石淋之痛，亦属虚证。本方合胶艾汤，或吞鹿茸丸、八味丸，

---

1 茅：原作"苐"，据《秘传证治要诀及类方》卷四改。下同径改。

或辰砂妙散。若血气凝滞,阴癞之间,窍道闭塞,致使茎肿;或因忍溺而得者,并用本方,灯心汤调下。外用荆芥、木通、甘草汤洗。

附:**胶艾汤**方,即四物汤加阿胶、艾、甘草。

鹿茸丸:牛膝、鹿茸、五味各二两,石斛、棘刺、杜仲、阳起石、巴戟、山药、兔丝子、附子、川楝肉、磁石、桂心、泽泻各一两,沉香半两,酒糊为丸。

妙香散:麝香一钱,人参半两,木香二钱半,辰砂三钱,桔梗、甘草各半两,远志、茯苓、茯神、黄芪、山药各一两,为细末。八味丸见第七卷•二十七方附方。

小便急。戴元礼曰:若小便常急,遍数虽多,而所出常少,放了复急,不涩痛,却非淋证。亦有小便毕,少顷,将谓已尽,忽再出些者,多因自忍尿,或忍尿行房事而然。宜本方,减泽泻之半,加阿胶,吞八物丸。

淋闭。戴元礼曰:古名曰癃。癃者,罢也。不通为癃,不约为遗。小便滴沥涩痛者为淋,小便急满不通者为闭。俱用本方,以灯心汤下。

小便不通,脐下胀,灯心汤下。小便涩痛、常急欲溺,及去点滴,茎中痛不可忍者,此五淋病。本方加阿胶七分,或加车前子末,或合益元散。热极成淋,本方减桂,加木通、滑石、灯心、瞿麦为末,研麦门冬草、连根车前草、白龙草,蜜水调下。淋沥有血者,本方合五淋散。小便难涩如淋、不痛而痒者,属虚,本方合妙香散。○**五淋散**方:赤茯苓六两、当归、生甘草各五两,赤芍、山栀各二十两为末。○妙香散方。见本方小便血条下。

暑泻。由感冒暑气,或啖饮日中所晒之物,坐日中热处,证状与热泻略同。本方加车前子,兼进来复丹。○**来复丹**方:硝石一两,同硫黄一两为末,瓷[1]器内微火炒,用柳木篦搅,火不可太过,研细,名二气末。加太阴玄精石,研飞、一两,五灵脂、青皮、陈皮去白各二两,硫黄明者一两,醋糊丸豌豆大,每服米饮下三十丸。

交肠。戴元礼曰:交肠之病,大小便易位而出。盖因气不循故道,清浊混淆,本方合调气散各一钱,加阿胶末五分,白汤调下。○**调气散**方:白蔻、丁香、檀香、木香各二两,藿香、甘草炙各八两,砂仁四两,为末,每服二钱。

痢。戴元礼曰:赤痢,血色鲜血,或如蛇虫形,而间有血鲜者,此属热痢。本方加木香五分、粟米少许,下香连丸。若因感暑气而成痢者,其人必自汗发热,面垢,呕逆,渴欲引饮,腹内攻刺,小便不通,痢血频并,本方合香薷饮,加

1　瓷:原作"磁",乃明代瓷的俗字,今均正之,下同径改。

黄连一钱，白汤调下，或蜜水。○**香薷饮**方。香薷、厚朴、扁豆。

酒渴。干葛汤调服。

疸。戴元礼曰：疸，大略有五。黄，脾土色。脾脏受伤，故病见于外。通身面目悉黄者，本方加茵陈，或本方合平胃散。酒疸，因饮酒过伤而黄，俗名酒黄。本方加干葛汤，或栀子仁汤，调下二三钱。

治中湿昏躁。

一切留饮，水停心下，半夏、姜汤下，或加葶苈。

咳嗽。吴山甫曰：水寒射肺而成咳嗽者，此方主之。上焦有火，渴饮凉水，水为火格，不得润下，停留于膈。水寒射肺，故令人咳嗽。淡足以渗水，故用茯苓、猪苓、泽泻、白术；辛温足以散寒，故用桂心。非水寒为患，则苓非所宜。

咳嗽，加五味。

头痛，加川芎。

心气不定，加麦门冬。

呕逆，加人参。

痰多，加半夏。

喘，加马兜铃。

喘嗽，烦心不眠，加阿胶，夏月新汲水调下。

大便闭，加黄芩。

肠中气块，加三棱、莪术。

治瘦人脐下悸动、吐涎沫而欲眩者，水也。

热，加青皮。

盗汗，加麻黄根。

目赤，加赤芍、石膏。

附：本方加减汤名治病

加味五苓散　即本方加车前子、生姜、灯心。

治伏暑及胃湿泄、注下，或烦或渴，或小便涩。

茵陈五苓散　即本方加茵陈。治发黄，小便不利。

丹溪曰：疸证不必分五，同是湿热也。疸，病黄之名也。五者：黄汗、黄疸、酒疸、谷疸、女劳疸也。茵陈气微寒而味苦平，为阴中之阳，则兼湿热而治之也，故为黄家君主之药。茯苓、猪苓、泽泻、白术，味平而淡，故可以导利小水。官桂，取其辛热，能引诸药直达热邪蓄结之处。《经》曰：甚者从治。此之谓也。

小儿脐突 **山栀五苓散**　即本方加山栀。治小儿脐突，灯心、蜜水调下。

淋 **金砂五苓散**　即本方加海金砂、芍药、甘草、滑石、石韦。治五淋。

水泻 **四苓散**　即本方去桂。治湿生于内，水泻，小便不利。

《经》曰：湿胜则濡泻，故湿生于内者，令人水泻。湿并于大肠，故小便不利。白术燥而淡，燥则能健脾，淡则能利湿。茯苓甘而淡，甘则能补中，而淡亦渗湿也。猪苓枯而淡，泽泻咸而淡。枯者有渗利而无补益，咸者直能润下而兼渗利。丹溪曰：治湿不利小便，非其治也。

中暑霍乱 **辰砂五苓散**　即本方去桂，加辰砂钱半。治中暑烦渴，身热头疼，霍乱吐泻，小便赤少，精神恍惚。

伤寒谵语 又治伤寒表里未解，头疼发热，心肠郁闷，唇口干焦，神思昏沉，狂言谵语。

暑渴自汗 又治暑气攻里，大渴不止。又治湿热自汗，小便不利。

睡觉口渴 又治热壅上焦，咽喉疼痛，吞咽干物不若常时之润，睡觉口干，全无津液，心头烦躁。

疟渴 又治疟疾渴甚。

暑泻 又治小儿伏暑，吐泻作渴。

小便血 又治小便下血。

吐后饮水 **猪苓汤**　即本方去桂、泽泻。治呕吐而病在膈上，后思饮水。

烦渴 **桂苓白术丸**　即本方去猪苓，加生姜、硝、半夏、陈皮。治烦渴。

附：本方合和汤名治病

水泻[1] **胃苓汤**　即本方合平胃散。治水泻。又治暑泻，由感冒暑气，或饮啖日中所晒之物，坐日中热处而泻。

---

1 水泻：此眉批后原有"渴"字，然下文主治无此内容，当衍，故删。

痢 又治痢、赤白相杂者，加仓米[1]一撮。平胃散见第七卷二十四方。

渴 **春泽汤**　即本方合四君子。治无病自渴，与病瘥后渴。又治汗下并霍乱吐泻，津液去多，五内枯燥而烦。

暑 **甘露饮**　即本方合益元散，去猪苓，加石膏、寒水石。治暑。

暑热湿泄 **桂苓甘露饮**　即本方合益元散，加寒水石。治伏暑热二气及胃湿泄注下，或烦或渴，或小便闭涩。

暑吐泻 **桂苓白术散**　即本方合益元散，加石膏、寒水石。治冒暑，湿热吐泻，转筋腹痛。○**益元散**方：滑石六两，甘草一两为末。

第二十　理　中　汤

本方加减汤名十四方，附于后。

理中汤方　蜜丸名**理中丸**。

人参　干姜炮　甘草炙，各一两　白术土炒，二两

每服四钱，水煎服，服后饮粥少许，温覆衣被。

霍乱吐利，寒甚者，倍干姜；渴欲饮水者，倍白术；脐上筑者，肾气动也，去白术，加桂枝一两或二两。

吐多者，去白术、加生姜二两。下多者，倍白术。如霍乱吐利而悸者，加茯苓二两。如霍乱兼之腹满者，不宜用白术，宜加大附子一枚。水浸，文武火炮令裂。表里皆黄拆，去皮脐用。如四肢拘急或转筋，亦去白术，加附子，或加煅石膏一两。

腹中痛，凡腹中痛，可按可揉者内虚也，不可按揉者内实也。

治中脘痛，王海藏曰：中脘者属土，脉沉迟、内寒者与之。

治饮食不节，寒中阴经，胸膈不快，腹满闭塞，唇青，手足冷，脉沉细小。

或腹急痛，加青皮。

饮酒过度，及啖炙煿热物，发为鼻衄，加川芎一两，或加干葛，去姜。

伤酒泄 伤酒，晨起必泄，加干葛，吞黄连丸。○**黄连丸**：用黄连十二两，酒五斤，煮干为末，糊丸，空心下三十丸。

1　仓米：即陈仓米。原作"苍米"，无此药名，据《证治要诀》卷八"痢疾"改。

　　吐血 伤胃吐血，加川芎、干葛，或扁豆。治发热吐利，心下痞硬，不渴。

　　渴 治伤寒谵语，热，躁甚，大渴喜饮。

　　自利渴 治少阴病，但欲寐，又欲吐不吐，心烦，五六日，自利而渴。

　　治太阴病，腹满而吐，食不下，自利益甚，时腹自痛。

　　治太阴病，腹满而吐，食不下，或腹痛呕吐，脉沉者，加半夏、陈皮、厚朴、藿香、生姜。寒甚加附子。

　　呕 胃虚，呕吐恶食，不思食，兼寒者恶寒，或食久还吐，或朝食暮吐，暮食朝吐。脉迟而微涩，皆虚寒也，宜服此温之。

　　吐 无病之人，卒然呕吐，定是邪客胃府，明知犯寒，宜本方温之。

　　恶心 治恶心干呕，欲吐不吐，心下映漾，人如畏船。

　　蛔厥 治蛔厥为胃寒所生。《经》曰：蛔者长虫，胃寒即吐蛔。加川椒五粒，槟榔五分。

　　呃逆 治胃中呃逆。

　　自利 治沉寒阴厥，四肢逆冷，唇青自利，脉微。

　　阴黄 伤冷中寒，脉弱气虚，变为阴黄。加茵陈。

　　疟 治胃疟，善饥而不能食，食而支满腹大。

　　结胸 治误下，初未成结胸。《活人》云：若误下了，初未成结胸者，急频与理中汤，自然解了，更不作结胸。盖理中，治中焦故也。此古人亦说不到，后人消息得之。

　　奔豚 奔豚去术，加桂，或加吴茱萸。

　　失音 治四肢强直，失音不语。

　　慢惊 治慢惊，脾胃虚寒泄泻。

　　小儿脾胃不和 治小儿脾胃不和，心腹疞痛，痰逆，恶心呕吐，心下虚烦痞满，膈塞不通，饮食减少，短气羸困，温中逐水，止汗去湿，泄泻，下水谷不分，腹中雷鸣，霍乱吐泻，手足厥冷。

　　小儿腰痛 治小儿受寒腰痛。

　　痘泻 治痘，大便泻则里虚，宜止其泻。加诃子，吞豆蔻丸。○豆蔻丸方，即肉蔻五钱，木香、砂仁、龙骨、诃子肉各五钱，赤石脂、枯矾各七钱半，面糊丸黍米大，一岁服三五十丸，米饮下。

　　痘后泄 治痘后泄泻。泄泻有二证：如能食而渴、脉盛者，此热入大肠也。

渴者内热也。食能多者,邪热杀谷也。脉盛而数,热极也。如食少不渴,脉微小,此里气虚,不能禁固水谷也。宜本方或为丸,加熟附子。

治痘,腹痛便清者,受冷也,加桂。原无腹痛,或饮冷而痛,同治。

治痘,有外感寒而内伤冷,有阴阳不和,被冷激、相抟于里,不能发外,令人胀喘,痘色白而无血,腹中虚鸣。

治痘,内虚而不能使阳气以副荣卫者,出而复没,斑点白色、或黑色,其人必不能乳食,大便自利,或呕、或厥,此胃虚而不能出,谓之伏陷也。加黄耆、官桂。或因误下后,毒气入里而黑陷者,宜温养而表出之。先以本方温里,后以桂枝葛根汤疏解于表。○**桂枝葛根汤**。即桂枝汤加葛根。方见第四卷桂枝汤附方。

附: 本方加减汤名治病

[治伤寒两感] **理中丸**　即本方以蜜为丸。治伤寒两感拘急,三焦气虚,自汗及手足汗出,或手背偏多,或脉体振摇,腰腿沉重,面赤目红,但欲睡眠,头面壮热,两胁热甚,手足自涩,两手心热,自利不渴,大便或难,或如常度,或口干咽燥,或渴欲饮汤,不欲饮水,或少欲饮水。呕哕间作,心下满闷,腹中疼痛。或时喜笑,或时悲哭,或时太息,或时言语错乱,疑作谵语者,非也,神不守舍耳。始得病于癙瘵之间,或恐悸,头项不甚痛,行步只如旧,此阴盛阳虚之故也。两手脉浮沉不一,或左或右,往来不定。有沉、涩、弱、微、弦五种阴脉形状,按之全无力,浮之损小,沉之亦损小,皆阴脉也。宜先缓而后急。先缓,宜先用黄耆汤。○**黄耆汤**:即本方加黄耆、白芍药也。如大便秘结,用调中丸。○**调中丸**:即本方加茯苓也。后急用本丸。

[虚寒咳,小儿吐长虫] 又治虚寒咳嗽,又治小儿吐长虫,又治小儿厥阴脏寒,吐长虫,或胃中虚。又治痘后闻食即吐蛔。此是胃久虚,虫无所食,故闻食臭即吐。食已易饥,加乌梅肉、黄连、川椒。

[腹痛] **附子理中汤**　即本方加附子。治腹痛不可按揉、内实者。

[中脘痛] 又治中脘痛,脉沉迟、内寒者。

[中焦痛] 又治口食冷物,客寒犯胃,中焦痛甚,脉沉迟者。

[喘促] 又治脾肺虚寒,痰涎壅塞,少有动作,喘嗽频促,脉来沉细者。又治腹痛,额头鼃黑,手足收引,脉沉下,无气以息而暴死者。

⬜伤寒舌黑[1] 又治伤寒舌黑，手足厥逆、吃逆者。又治五藏中寒，四肢强直，失音不语。

⬜吐利寒战 又治痼冷，太阴腹痛，吐利寒战。

⬜阳气脱自利 又治痘，手足厥逆，此阳气欲脱，必自利不止，或吐，脉沉细微弱，或浮大而虚。

枳实理中汤 即本方加枳实、茯苓。治寒实结胸，虽痛而无烦躁等证。此因下后虚逆，寒气独犹结也。

⬜结胸 **枳实理中丸** 即本方加枳实、茯苓，蜜丸。治伤寒结胸虽痛，心膈高起，手不得近，用大陷胸汤不差者。此是下后虚逆，气已不理，而毒复上攻。气毒相抟，结于胸中，当用此丸理其气，以疗诸疾。又治寒实结胸，虽痛而无烦躁等证。此因下后虚逆，寒气独结也。

⬜吐 **理中加丁香汤** 即本方加丁香。治呕吐腹痛。

吴山甫曰：呕吐而痛即止者，为火；呕吐而痛不止者，为寒。然寒则收引，胡为能吐？师曰：寒胜格阳，故令吐也。治寒以热，故用丁香、干姜之温。吐多损气，故用参、白术、甘草之补。

⬜食积、霍乱、吐泻 **治中汤** 即本方加青皮，或加陈皮。治食积，心腹满痛。又治霍乱吐泻。又治胃中虚，过伤生冷鲤脍，吐逆不止。又治食冷物，停滞伤脾。脾之气不暖，所食之物不能消化，泻出食如故，加干姜。又治呕吐，加青皮、半夏。

⬜寒呕、泄 **补中汤** 即本方加茯苓，或橘皮。蜜丸名调中丸。

治脾胃不和，寒而作呕。又治泄泻。

⬜结胸 **增损理中丸** 即本方加瓜蒌、牡蛎、枳实、黄芩，蜜丸弹子大。治结胸，服大小陷胸汤不愈者，宜与之一丸，水煎服。如不解，复与之，不过五六丸。

四顺汤 即本方去白术，加茯苓、熟附子。治身热脉沉若频，默默不欲见光，时腹痛下利。又治霍乱吐下，心腹作痛，手足逆冷。

四顺丸 即本方加甘草一倍。

孙兆云：阳病深，热而厥，毕竟脉紧，外症虽狂语、揭衣被也，阴厥脉沉迟而形静也。若不能辨阴阳者，且与此丸试之。是阳厥，便见热证；是阴厥，便

---

1 伤寒舌黑：此眉批在邻页重复出现，今保留其一。

见寒证。可渐进理中四逆也。

伤寒阴证渴 **连理汤** 　即本方加茯苓、黄连。治伤寒阴证而渴。

戴元礼曰：伤寒亦有下利水谷，不系热利，纯是阴证而反见渴者。此是阴在下、阳在上，兼因泄泻，津液既去，枯燥而渴。其人虽引饮，所饮自少而常喜温，不可投凉剂，宜此汤：又治溏泄，五虚者死。脉细、脾寒、少气、前后泄利、饮食不入。元是冷泻，因泻而烦躁引饮，转饮转泻。又治盛暑内伤生冷。又治伤寒协热自利。

黄耆汤 　即本方加耆、白芍。治证见理中丸条下。

吐利 **温中汤** 　即本方去干姜。治脾寒呕吐，咳嗽自利。

呕逆 **和中汤** 　即本方去人参，加厚朴。治小儿脾胃不和，呕哕，心下冷热不调，减食，泄泻，腹痛肠鸣，少力嗜卧。

第二十一　防风通圣散

本方加减汤名二方，合和汤名一方，共计三方，附于后。

治风燥热之总剂 **防风通圣散**方　刘守真方。

防风去芦及叉尾

麻黄各半两。以上二味，解表药也。风热之在皮肤者，由汗而泄之。

荆芥穗二钱半

薄荷叶半两。以上二味，清上药也，风热之在巅顶者，由鼻而出之。

大黄

芒硝各半两。以上二味，通利药也。风热之在胃者，由大便泄之。

滑石三两

栀子仁二钱半。姜汁炒，或甘草水煮。以上二味，水道药也。风热之在决渎者，由溺而泄之。

石膏

桔梗各二两。以上二味，清肺胃风淫于膈，肺胃受邪也。

连翘半两

黄芩一两。以上二味，驱诸经之游火也。

当归

川芎

芍药各半两。以上三味,和肝血也。风之为患,肝木主之故也。

甘草二两

白术二钱半。以上二味,和胃气而健脾。

右为粗末,每服一两,生姜三片,水二盏,煎七分,温服,日再服。

治卒中风不语。

治伤风邪传入里,内热郁结,秘塞壅闷。

诸风潮搐,手足瘛疭,加大黄、栀子、茯苓各二钱。瘛者筋脉急也,疭者筋脉缓也。或缩或伸,动而不止,俗谓"搐搦"者是也。

治诸风热郁结,憎寒发热,筋挛痹,肢体焦痿,头目昏眩,耳鸣鼻塞,口苦舌干,咽喉不利,涕唾稠粘,咳嗽上气。

破伤风,如在表,则辛以散之;在里,则苦以下之,兼散之。汗下后,通利血气,祛逐风邪。每一两内,加荆芥穗、大黄各二钱,调全蝎末、羌活末各一钱。

伤风咳嗽、喘急,每一两加半夏、桔梗、主咳消痰。紫菀各二钱。主咳逆上气,消痰止喘。

治洗头风。

治伤寒、瘟疫不能辨。

治伤寒未发,头项、身体疼痛,并两感诸证。

治瘟疫,阳明经病,发于鼻额、并二目不开,及面部或热,气喘,口干舌燥,咽喉肿痛不利,脉数大,内实热者,普济消毒饮与本方间服。○**普济消毒饮**方:芩、连各半两,人参三钱,橘红、甘草、玄参各二钱,连翘、桔梗、板蓝根、马勃、鼠粘子各一钱,僵蚕、升麻各七分,柴胡五分。

治时行瘟,头面肿盛,目不能开,鼻塞,口干舌燥,内外有热,或咽喉肿痛不利,或内实大便不利,烦燥,脉洪数者。

治热邪积久,郁于皮肤。轻则发为小班,重则发为丹毒。平人发斑如锦纹,或赤色,大便结,心中烦躁,总为热郁。

治失下发癍。吴山甫曰:失下者,肠胃燥实,当下而失于下也。失下则热无所泄而结于胃。胃主肌肉,故肌肉间见红癍也。方中有大黄、芒硝、甘草,乃调胃承气汤也。泻肠胃之热实,加连翘、栀子、黄芩、薄荷,乃凉膈散也。

散胸膈之热邪。解表有防风、麻黄、薄荷、荆芥、川芎，解里有石膏、滑石、黄芩、栀子、连翘。复有当归、芍药以和血，桔梗、白术、甘草以调气，故能令荣卫皆和，表里俱畅。

肠胃燥结，便溺淋闭，去麻黄，加滑石、连翘。

治因亡津液而成燥淋闭。

治热结，大小便不通。

治肠胃怫郁，结水液，不能浸润于周身，而但为小便多出。

治湿热内余，而时有汗泄。

治痫病，由热甚生风，痰郁于胸。

治肠胃燥郁，水液不能宣行于外，反以停湿而泄。

治燥湿，往来时结时泄。

治一切风热燥证，郁而恶物不下，腹满撮痛而昏。

治腹满涩痛，烦渴喘闷，谵妄惊狂。

治表之阳和正气，与邪热相合，并入于里。阳极似阴而战，烦渴。

治风热走注，疼痛麻痹。

腰胁走注疼痛，加硝石、当归、甘草，一服各二钱，调车前子末、海金砂末各一钱。

大便闭结，邪热暴甚，肠胃干燥，寝汗咬牙，上窜，睡语，转筋惊悸，每一两，加大黄、栀子各二钱，调茯苓末二钱。

肌肉蠕动，每一两，加大黄、栀子各二钱，调羌活末一钱。

打扑损伤，肢节疼痛，腹中恶血不下，每一两，加当归、大黄各三钱半，调乳香、没药末各二钱。

饮酒中风，身热头疼，加黄连须二钱，葱白十茎。

治汗瘢，内外挟热。

治暴喑，不语、不出声。

治肾水真阴虚，心火邪热暴甚，僵仆。

治肠风痔漏。

治产后血液损虚，以致阴气虚衰，头面肿。戴人[1]云：头面肿者，为风乘阳

---

1 戴人：即金代名医张从正（子和），号戴人，著《儒门事亲》。

明也。阳明为血气俱多,加姜、葱、豆豉同煎,取微汗。以草茎刺鼻中出血,其肿立消。

耳聋,属少阳、厥阴,热多,宜用此开痰、散风热。

治目病发壅肿,两睑如桃合而痛不可忍。

治时行暴热风肿,火眼肿痛难开,或头面俱肿。

治鼻塞不通,肺经风热壅塞,鼻碍不通,不闻香臭。或感风,寒热往来,浊涕。

鼻痒,加白附子、僵蚕。

头旋、脑热、鼻渊。《经》曰:胆移热于脑,则辛颊鼻渊是也。鼻渊者,浊涕不已也。此为足太阳脉与阳明脉俱盛也。每一两加黄连、薄荷各二钱半。如气逆者,调木香末一钱。

治风刺,劳汗当风,汗出为皶,郁乃痤。劳汗出于玄府,脂液所凝,俗云风刺。去芒硝,倍芍药、当归,发散玄府之风,当调其荣卫。

瘾疹,或赤或白,倍麻黄、盐、豉、葱白,出其汗,麻黄去节,亦去芒硝。咸走血而内凝,故不能发汗。依前方中加四物汤第二方、黄连解毒第二十二方,合而饮之,日二服。《内经》曰“以苦发之”,谓热在肌表连内也。

治头生屑,遍身黑鼢,紫白斑驳。

治恶毒,兼消除大小疮。

治厉风,世俗名大麻风。

治风热疮疥久不愈。

治天疱疮。北方名薄皮疮,岭南名火疱疮。此疮多湿热为源,脉沉,二便秘涩者,解表兼攻其里。

治便痈。此是内蕴热毒,外挟寒邪。或交感强忍,以致精气郁结疼痛,大小便涩。

小儿急慢惊风,每一两内加大黄、栀子各二钱,调茯苓末一钱。

治小儿诸疳积热。

治痘疹热甚、怫结,而反出不快。

治痘疹黑陷将死。

治痘疹乍出乍隐,此伏也。

斑疹挟出,去芒硝、大黄。

痘出谵语妄见，时狂叫者，此五藏热毒蕴积，阳气独盛，无阴气以和之。轻者用胆导法，重者用本方，无留滞也。

附：本方加减汤名治病
通圣菊花丸　即本方加菊花、地骨皮、生地黄。治目。
通圣天麻丸　即本方加天麻、菊花、熟地黄。治风眼。

附：本方合和汤名治病
双解散　即本方合益元散一两，加葱白十茎，豆豉一合，生姜半两，水一碗，煎八分，温冷服一半取吐，吐后服一半，稍热，出汗。

治解利四时伤寒，内外所伤。又治风寒暑湿，饥饱劳役，内外诸邪所伤，以致气血怫郁，变成积热，发为汗病、杂病。又治伤寒、伤风，或有汗无汗，表证悉具，内热口干。若自汗，去麻。

又治痘疹应出不出。《心法》曰：有数证不同。或内素实，皮厚肉密，毒气难于发越。一旦恃其体厚，不怯风寒，又为外邪所袭，或体素弱者，风寒易感，以致腠理闭密，气血凝涩，故应出不出也。其证头痛，四肢拘急，盖常恶风寒。强者，宜本方发之。

以上诸证，其大黄、芒硝、麻黄三味，宜视病加减。

第二十二　黄连解毒汤

本方加减汤名十二方，合和汤名二方，共计十四方，附于后。

黄连解毒汤方
黄连　黄柏　黄芩　山栀
右各等分，每服一两，水二钟，煎一钟。
治伤寒杂病，热毒烦躁，口渴喘满。
治阳厥极凉，蓄热内甚，世俗为阴毒。
治伤寒及时疫，三日，已汗解，或因饮酒复剧，烦闷干呕，口燥呻吟，错言不眠。

治汗、吐、下后，寒凉诸药不能退其热势。

治阳毒，上窍出血。吴山甫曰：治病必求其本。阳毒上窍出血，则热为本，血为标。能去其热，则血不必治而自归经，故用此苦寒物主之。然惟阳毒实者，用之为宜。若阴虚之火，则降多亡阴。若从火化而血出益甚，是方在所禁矣。

治瘟疫毒发狂。

治热痢。

治小儿热甚脱肛。

治积热疮疡，焮肿作痛，烦躁饮冷，脉洪数，或口舌生疮。

痘疹发热，经水忽行，却非天癸之期，此毒内蕴，扰乱血海，迫经妄行，合四物汤第二方服。

治痘挟疹。《心法》曰：疹出心热，宜急解其毒。

治痘在夏秋之间，忽为酷暑所蒸，变为大赤焮发，或糜嫩不坚实者，合五苓散第十九方服。

痘后便脓血，加生地黄。

痘后口气臭，出血，名走马疳疮。加雄黄为丸，竹叶汤下。

疹子发热，自汗太多，合人参白虎汤服。○**白虎汤**方：石膏、甘草、知母、人参、粳米。

疹子，渴喜饮水，纯是火邪，肺焦胃干，心火内亢故也。合人参白虎汤。

疹子既出，热甚不减，便涩，合白虎汤。

疹子收后，热甚，或日久不减，合人参白虎汤。

喜笑不休，痰及火也，加半夏、竹沥、姜汁。

附：本方加减汤名治病

既济解毒丸　即本方以水为丸。又名**大金花丸**。治中外诸寝汗，咬牙时语、惊悸，溺血淋闭，咳嗽衄血，头痛，并骨蒸、肺痿、喘嗽。

三黄石膏汤　即本方加石膏、麻黄、淡豆豉。

治瘟毒，表里俱盛，五心烦热，两目如火，鼻干面赤，大渴舌燥。

吴山甫曰：寒毒藏于肌肤，至夏变为热病。热病未除，更遇温热者，曰温毒，热病之最重者。寒能制热，故用石膏。苦能下热，故用芩、连、栀、柏，佐以麻黄、淡豆豉之发散者。以温热至深，表里俱实，降之则郁，扬之则越。郁则温热犹存，兼之以发扬，则炎炎之势皆烬矣。此内外分消其势，兵家之分击者也。

｜疸｜**加减泻黄散**　即本方加茵陈、泽泻、茯苓。治大人小儿黄疸。此药退脾土，得肾水，降心火。

｜脉痿咽干｜**三补丸**　即本方去山栀。治脉痿。又治三焦有火，咽喉干燥，小便赤涩，大便秘结。吴山甫曰：少火之火，无物不生；壮火之火，无物不耗。《内经》曰："壮火食气"是也。故少火宜升，壮火宜降。今以三物，降其三焦之壮火，则气得其生，血得其养，而三焦皆受益矣。故曰三补。

｜狂躁｜**三黄泻心汤**　即本方去山栀子。治心膈实热，狂躁面赤。

｜热痢｜**三黄熟艾汤**　即本方去山栀，加熟艾。治伤寒四五日后，大下热痢，诸药不效者。

｜盗汗、咳、血淋、衄[1]｜**金花丸**　即本方去山栀，加大黄，水丸。治中外诸寝汗，咬牙时语，惊悸，溺血淋闭，咳嗽，衄血头痛，并骨蒸肺痿喘嗽。

｜口疮｜**三黄丸**　即本方去山栀、黄柏，加大黄。治脾热，口疮口气。

如用黄芩，春四两，夏秋六两；黄连，春四两，夏五两，秋三两，冬二两；大黄，春三两，夏二两，秋二两，冬五两。又治黄疸。又治吐血。又治消渴羸瘦、不生肌肉，善谷。

吴山甫曰：火炎则水干，故令消渴。燥万物者，莫燥乎火，故令羸瘦，不生肌肉。火甚则速于传化，故善谷。芩、连、大黄，苦寒物也。寒胜热，苦泻火。火去而阴自生，阴生而肌肉自长矣。

｜大头疫｜**二黄汤**　即本方去山栀、黄柏，加生甘草。治天行大头疫病。

吴山甫曰：头大者，炎上作火之象也，故用芩、连之苦泻之，甘草之甘缓之。

｜大便血｜**聚金丸**　即本方去山栀、黄柏，加防风。治小儿大便下血，发热烦躁，腹中热痛作渴，脉来弦数，或惊热目赤昏涩，或有酒毒去血者。

｜疸｜**连柏二物汤**　即本方去山栀、黄芩。治黄疸。

｜黄｜**栀子柏皮汤**　即本方去芩、连。治躁热发黄。

1　血淋衄：原作另一眉批，然正文实为一条，故与前条合并。

附：本方合和汤名治病

经不住 **解毒四物汤**　即本方合四物汤。治经不住。

热毒 **解毒丸**　即本方合神芎导水丸。治中外诸热毒，痈肿疮疽，筋脉拘挛，咬牙惊悸，一切热毒。○神芎导水丸方：大黄、枯芩、牵牛、滑石，各等分，滴水为丸，小豆大[1]，每服十丸，渐加至十五丸。

---

1 小豆大：此三字及以下服用法，原为大字，据体例改小字。

卷之七

附方目录

第二十三　大承气汤 附方九

小承气汤 去芒硝，一名顺气丸，一名三物厚朴汤

三一承气汤 加甘草

调胃承气汤 去厚朴、枳实，加甘草

六一顺气汤 加甘草、黄芩、柴胡、芍药

黄龙汤 加甘草、人参、当归

桃仁承气汤 去枳实、厚朴，加甘草、桂枝、桃仁

三化汤 去芒硝，加羌活

麻仁丸 去芒硝，加麻仁、芍药、杏仁。一名脾约丸，一名润肠丸

涤毒散 去厚朴、枳实，加甘草、牛蒡[1]、当归

第二十四　平胃散 附方二十二[2]

草果平胃散 加草果

贯众平胃散 加贯众

藿香平胃散 加藿香、砂仁、神曲

参苓平胃散 加人参、茯苓。一名御药院平胃散

天下受拜平胃散 加小枣、生姜

生料平胃散 加神曲、麦芽

香砂平胃散 加香附、砂仁

万安散 加常山、槟榔

柴胡调胃散 加柴胡。一方加藿香

不换金正气散 加半夏、藿香，一名普贤散

太无神术散 加藿香、菖蒲

肾着汤 加丁香

和解散 加藁本、桔梗

茯苓调胃散 加茯苓、丁香、白术。一方加藿香、半夏

养胃汤 加人参、白术、茯苓、半夏、藿香、草果

槟榔煎 加槟榔、草果，煨熟生姜

消风百解散 加荆芥、麻黄、白芷，去厚朴

---

1 蒡：原误作"房"，据正文改。

2 二：原脱，据实际方数补。

辟瘴饮子 去苍术,加人参、茯苓、半夏、枳壳、砂仁

润下丸 去苍术、厚朴

对金饮子 合五苓散,一名胃苓汤

黄白散 合六一散

柴平散 合小柴胡汤

第二十五　枳术丸 附方十六

半夏枳术丸 加半夏

橘皮枳术丸 加橘皮

木香枳术丸 加木香

橘连枳术丸 加橘皮、黄连

曲糵枳术丸 加神曲、麦芽

平补枳术丸 加陈皮、黄连、白芍、人参、木香

三黄枳术丸 加陈皮、神曲、黄连、黄芩、大黄

木香人参生姜枳术丸 加木香、人参、生姜、陈皮

木香干姜枳术丸 加干姜、木香

枳实丸 加神曲、麦芽、山查、陈皮、姜黄

枳实导滞丸 加大黄、黄芩、黄连、神曲、茯苓、泽泻

枳实消痞丸 加人参、白术、茯苓、甘草、黄连、半夏、厚朴、干姜、麦芽

除湿益气汤 加神曲、萝卜子、炒黄芩、红花、荷叶丸

白术丸 加橘红、半夏、神曲、黄芩、白矾

加味枳术丸 加神曲、麦芽、山查、香附、砂仁

枳术二陈汤 合二陈汤

枳术丸论

第二十六　天王补心丹

第二十七　六味地黄丸 附方五

崔氏八味丸 加炮附子、桂心

八物丸 加五味、桂心

加味地黄丸 加鹿茸、牛膝

都气丸 加附子、肉桂、五味子

三一肾气丸 合固本丸、补阴丸

卷之七

汤名

秣陵求如王良璨玉卿氏编次

第二十三　大[1]承气汤

本方加减汤名九方，附于后。

大承气汤　张仲景方。承，顺也。以汤荡涤，使塞者利，闭者通，正气得以舒顺，故名承气，谓顺气也。

枳实　君。五枚，麸炒。泄满。王冰曰：宜下必以苦。溃坚破积，故以苦寒为主。

厚朴　臣。八两，姜汁炒。去痞。《内经》曰：燥淫于内，治以苦温。泄满除燥，故以苦温为辅。

芒硝　佐。七钱半。软坚。《内经》曰：热淫于内，治以咸寒。人伤于寒，则为病热。热气聚于胃为实，故以咸寒消实为佐。

大黄　使。四两，酒洗。泄实。《内经》曰：燥淫所胜，以苦下之。热气内胜，则津液消而肠胃燥，故以苦寒之物，荡涤其燥热。为使。制法宜酒洗者，盖邪气居高，非酒不到。譬如物在高巅，人迹所不及，必射而取之，故以酒浸引上。若生用，苦寒峻下，则遗高分之邪热，所以愈后或目赤、或喉闭、或头肿，膈上反生热证矣。

右四味，以水二盏，先煮二物。取一盏半，去滓，同大黄再煮。取一盏，去滓，内芒硝更煎一二沸。温服得下，余弗服。

治二阳并病，太阳证罢，但发潮热，手足漐漐然汗出，大便难而谵语者，本太阳病，并于阳明名。曰并病。太阳证罢，是无表证。但发潮热，是属阳明。一身汗出，为热越。令手足汗出，是热聚于胃也。

治伤寒四五日，脉沉而喘满。沉为在里，而反发其汗，津液越出，大便难，表里俱虚，久则谵语。

治伤寒六七日，目中不了了，睛不和，无表里证，大便难，身微热。

治发汗不解，腹满痛。

治汗出身热，不恶寒，便鞭古硬字。谵语。

治汗出谵语者，必有燥屎在胃中，此为风也，须下之，必过经乃可下。下之若早，语言必乱。以表虚里实，故下之则愈。夫实则谵语，轻则郑声。谵语者，妄言也。郑声者，犹郑卫之音，谓不正也。

治小便不利，大便乍难乍易，有微热，喘而不卧。

1　大：原脱，据目录补。

治大下后六七日不大便，烦而不解，腹满痛者，此有燥屎。所以然者，本有宿食故也。

治吐下后不大便，五六日至十余日，日晡潮热，不恶寒，独语如见鬼状。循衣摸床，脉弦者生，涩者死，但发热者。

治伤寒舌见黄而涩、有隔瓣者，热已入胃，邪毒深，心火大，烦渴者。

治舌见四边微红，中央灰黑色，此由失下而致。用本方退之，必三四服方退。五六次下而不退者，不治。

治舌见黄而黑点乱生者，其证必渴、谵语。脉滑者生，脉涩者死。循衣摸床者不治。若下之见黑屎，亦不治。

治舌见灰黑色而有黑纹，脉实。

治舌根微黑，尖黄隐见，或有一纹，脉实者。

治阳明病，脉迟，虽汗出，不恶寒。其身必重，短气腹满而喘，有潮热者，此外欲解，可攻里也。手足濈然汗出者，此大便已硬也。

治阳明病，潮热，大便微硬。

治阳明病，谵语，有潮热，不能食者，胃中有燥屎五六枚也。若能食者，但硬尔。

治阳明病，下之，心下懊恼而烦。

治阳明病，发热，汗多出。

治阳明与少阳合病，必下利脉长者，为顺，脉弦者为负。负者，克贼也。脉滑而数者，宿食也。

治少阴病六七日，腹胀不大便。

治少阴病，自利清水，色纯青，心下必痛，口干燥者。

治呃逆便秘。

治痉病，内实热壅，胸满咬牙。

治秘结，脉实大而有力。

治关格。丹溪[1]治一妇人，忽以吐逆，大小便不通，烦乱，四肢渐冷无脉。凡一日，与大承气一剂，至夜半，大便通，渐安复，次日愈。

治脾实痛，手不可近，六脉沉细，甚有大汗，加桂。强壮痛甚者，加桃仁、附子。

1　丹溪：此下病案非出朱丹溪，乃出《鸡峰普济方》卷六引孙兆医案。

治腹大痛，脉沉细实，合附子理中汤。○**理中汤**方，即甘草、干姜、白术、人参等分，少加大附子。

治痢脓血稠粘。

附：本方加减汤名治病

小承气汤　一名顺气汤，一名三物厚朴汤。即本方去芒硝。

痞满 治伤寒痞实而微满，状若饥人食饱饭，腹中无转矢气。

谵语 又治伤寒阳明病，汗出大便硬而谵语。

又治大便不通，腹满，但绕脐痛，为有燥屎。

又治伤寒阳明病，多汗，以津液出，胃中燥，大便必硬，硬则谵语。

又治伤寒太阳病，吐下后，微烦，小便数，大便硬。

消中 又治消中，热在胃而能食，小便黄，微利之为效，不可多利。此药渐渐利之，不欲多食则愈。

腹胀 又治腹胀，脉数。

咳 又治咳嗽盛而能食。

痢 又治初痢。

面肿生疮 又治面肿生疮，加薄荷[1]、荆芥。

痘腹痛 又治痘，饮冷伤食，腹痛甚者。

三一承气汤　即本方加甘草。

治大承气汤证，腹满实痛。又治小承气汤证，内热不便。又治调胃承气汤证，谵语下利。此汤合而为一，故名三一承气汤也。

中风 治中风，僵仆风癫。

腹满咽干，大便结，小便涩 又治伤寒杂病，内外所伤，日数远近，腹满咽干，烦渴，谵语妄言，心下按之硬痛，小便赤涩，大便结滞。

湿热滑泄 又治湿热内甚，而为滑泄。

热甚喘惊 又治热甚喘咳，闷乱惊悸、颠狂。

眼赤 又治眼暴赤肿。

口疮舌肿疡 又治口疮舌肿，喉痹，痈疡。

1　荷：原作"苛"，"薄苛"或见于宋代医籍，明代罕用，今统作"荷"。

发班 又治阳明胃热发班,脉沉有力。

又治大小便不通,腹满欲死。

心痛、积滞 又治卒暴心痛,风痰酒膈,肠垢积滞,久壅风热。

酒食伤 又治暴伤酒食,心烦闷乱,脉数沉实。

暴喑 又治肾水阴虚,阳热毒甚,而僵仆卒中,一切暴喑不语。

阳厥 又治阳厥极深,脉反沉细欲绝;或表之卫和,正气与邪热并之于里,则里热亢极,阳极似阴,发为寒战,脉微而绝。又治风热燥甚,客于下焦,而大小便涩滞不通。又治两感表里热甚。

死胎 又治产后死胎不下。

惊风、斑疹黑陷 又治小儿热极惊风,潮搐,烦喘昏塞,并发斑疹黑陷。

疮癣 又治斑疹后热不退,久不作痂;或作斑痛疮癣,久不已。

癖坚[1] 又治怫热内成癖坚积,黄瘦,疟疾久新。

痘出 又治痘出不快,大渴,腹胀满,大便不通,烦躁。

痘头焦黑 又治痘头焦黑,乃荣血不流行。又治痘,手足发热,必有汗。此毒热郁于中,大小便不通,脉沉滑数疾。又治痘,大小便不通,烦躁狂妄,腹胀,喘而渴。脉沉滑数,疮不起,此黑陷之证。

痘伏 又治痘初出,腹痛起发不透,腹痛陷伏。

痘后大便不通 又治痘后毒入腹中,热气并于大肠,大便不通。

调胃承气汤 即本方去厚朴、枳实,加甘草。

大便不通、谵语 治伤寒实而不满,腹如仰瓦。腹中有转矢气,有燥屎,不大便而谵语、坚实者。

汗不解蒸 又治伤寒太阳病三日,发汗不解,蒸蒸发热者,属胃也。

汗后恶热 又治发汗后,恶风寒者,虚故也。不恶寒,但恶热,实也。当和胃气。

吐后腹胀 又治伤寒吐后,腹胀满者。

下后腹胀 又治下后腹胀,邪热入胃也。

心烦 又治伤寒阳明病,不因吐下,心烦,是胃有郁热也。

舌上黑白等黄病 又治伤寒,舌见弦白、心黑,而脉沉微者,难治;脉浮滑者,

---

1 癖坚:其下原有字,类"焦"。然下文主治无此字,故删。

可汗；沉实者，可下。始病即发此证，乃危殆之甚也。宜连进此汤。又治见舌上白胎中有黑小点乱生者，尚有表证。其病来之虽恶，宜凉膈散微表。表退，即以此汤下。又治舌见黄色者，必初白胎而变黄色也。皆表而传里，热已入胃，宜急下之。若下迟，必变黑色，为恶证，为亢害鬼贼，邪气深，死不治，宜服此调胃。又治舌见黄而有小黑点者，邪遍六腑，将入五藏也，急服此汤下之。次进和解散，十救四五也。○**和解散**方：苍术、陈皮、厚朴、甘草、桔梗、藁本，姜、枣煎。又治舌见黄，中黑至尖者，热气已深。两感见之，十不救一。恶寒甚者亦死。不恶寒、下痢者，可治，与此汤。

　　疫病 又治疫病，发狂妄言，身大热而赤。

　　反胃 又治热壅，呕吐反胃，大便不通。

　　腹痛 又治腹中常有热作痛，此为积热。

　　面热 又治面热，乃阳明经余热。

　　胃火 又治胃火甚，大便不通。

　　脾热 又治脾热者，轻手扪之不热，重按至骨又不热，不轻不重按之，热在肌肉，过夜尤甚。其人必怠惰嗜卧，四肢不收，无气以动而实者。

　　痢、中消、牙肿 又治初痢。又治中消。又治肠胃积热，口舌生疮，或牙龈肿痛。

六一顺气汤　即本方加甘草、黄芩、柴胡、芍药。以代大承气、小承气、调胃承气、三一承气、大陷胸汤、大柴胡汤六方，故名六一顺气汤。顺即承也。

　　潮热自汗 治潮热自汗，谵语发渴，扬手掷足，揭去衣被，狂妄，斑黄，大便实者，属阳明胃病。

　　又治目燥咽干，大便实者，属少阴。

　　下痢清 又治下痢纯清，心下硬痛而渴者，属少阴。

　　又治怕热发渴，谵妄，手足乍冷乍温，大便实者，阳厥证，属厥阴。舌卷囊缩者难治。宜服此。

　　谵语渴热 又治谵语发渴，大便实，绕脐硬痛，有燥屎者。

　　又治热病，目中不了了。谓不明也。乃肾水已竭，不能照物，病已笃矣，与此汤。

　　又治转屎气者，谓下泄也。有燥屎当下之，与本方。如大便通，止后服，不必尽剂。如不通，宜再少与，以通为度。

[结胸] 又治结胸，心下硬痛，手不可近，燥渴谵语，大便实者，去甘草，加甘遂、桔梗。

[产后及虚、便秘] 又治伤寒过经，及老弱并血虚气虚之人，或产后有下证，或有下后不解，或有表证尚未除，而里证又急，不得不下者，悉与之。

附陶节庵槌法：先将水二钟，煎滚三沸，后入药，煎至八分。临服时入铁锈水三匙，调服立效。取铁性沉重之义，最能坠热，开结有神。此千金不传之秘，若非吾子孙承继，焉肯泄露玄机。

黄龙汤　即本方加甘草、人参、当归。

治心下硬痛，下利纯清水，谵语发渴，身热。庸医不识，便呼为漏底伤寒，而用热药止之，如抱薪救火，误死者多矣。殊不知此因热邪传里，胃中燥屎结实，此利非内寒而利，日逐自饮汤药而利也。名之曰结热利。

桃仁承气汤　即本方去枳实、厚朴，加甘草、桂枝、桃仁，去皮尖五十粒。

[伤寒吐血] 治伤寒吐血，诸阳受邪，初热在表应发汗，热毒入经，结于五藏，内有瘀积，故吐血。

[狂下血] 又治伤寒太阳病不解，热结膀胱，其人如狂者，有蓄血也。自下此汤，下者愈。其外未解者，尚未可攻，当先解其外。外解已，但少腹急痛者，乃可攻之，宜此汤。

[血结胸] 又治血结胸中，头痛身痛，漱水不欲咽。

[衄] 又治衄血，无热，胸满漱水不欲咽。

[喜忘] 又治喜忘，昏迷如狂。

[呃逆] 又治伤寒呃逆，舌强短者。

[疟] 又治疟在阴经而夜发，用此下之，再截。

[痢] 又治痢疾初起、质实者。若初失下，反用固涩之药，以致邪热内蓄，血不得行，腹痛欲死，急以此利之。

[吐紫血] 又治吐血竟，胸中气塞，吐紫血。

[胃口死血] 又治平日喜食热物，以致死血留于胃口作痛。

[藏毒] 又治藏毒，下瘀血。

又治跌扑损伤，瘀血作腹痛，内加当归、苏木、红花，入童便、酒。

[疽便血] 又治痘，便血黑粪。又治痘后失血证，乃余毒热邪，迫经血妄行、自大便出者。

又治痘后狐惑证，其人好睡，默默不欲食。上唇有疮，虫食其府；下唇有疮。虫食其藏。其声哑嗄，上下不定，故名狐惑。此候最恶，麻疹后犹多。如大便不通者，以此下之。

中风、二便不通 **三化汤**　即本方去芒硝，加羌活。

治中风二便不利，邪气内实。吴山甫曰：上焦满，治以厚朴；中焦满，破以枳实；下焦实，夺以大黄。用羌活者，不忘乎风也。服后二便微行，则三焦之气无所阻塞，而复其传化之职矣。故曰"三化"。此方惟实者可用。刘完素曰：外有六经之形证，先以加减续命汤，随证治之内。有便溺之阻隔，若三五日不大便，以此汤主之。

麻仁丸　即本方去芒硝，加麻仁二升，芍药半斤，杏仁一斤。一名脾约丸，一名润肠丸。

大便燥 治胃强脾弱，不能四布津液，濡润大肠，后便燥结者。又治趺阳脉浮而涩，浮则胃气强，涩则小便数。浮涩相抟，大便必难。其脾为约，宜此丸。

牙齿蚀 又治齿牙等蚀，数年不愈，当作阳明蓄血治之，宜蜜丸服。好饮者多有此疾。

时气瘴 **涤毒散**　即本方去厚朴、枳实，加甘草、牛蒡、当归。又治时气疙瘩疮，五发疮疡，喉闭雷头。

第二十四　平　胃　散

本方加减汤名十九[1]方，合和汤名三方，共计二十二[2]方，附于后。

平胃散　平胃者，平其土之敦阜也。

苍术　八两。米泔浸一宿，长流水洗净，焙干。味甘而燥。甘则先入脾，燥则胜湿。

陈皮　五两。陈久者佳。去白理肺气、化痰；留白补脾胃、消食。

厚朴　五两。紫厚有油、不枯者，去粗皮，姜汁炒。忌豆，食之动气。味温而苦。温则益脾，苦则燥湿。与陈皮、苍术同用，则能除湿满，所谓温中益气也。

甘草　三两，炙。健胃和中，养血补血。反大戟、芫花、海藻、甘遂。忌猪肉、菘菜。

1　九：原作"八"，据实际方数改。
2　二：原作"一"，据实际方数改。

右为末，每服五钱，生姜三片，枣一，擘去核，水一钟半，煎七分，去滓，入盐一捻，沸汤点服亦可。夏月加黄芩，遇阴雨时加茯苓。

治湿淫于内，脾胃不能克制，湿气停滞。

脾胃不和，呕吐恶心，不思饮食。若胃寒呕吐，多加生姜。

湿土有余，脉缓，怠惰嗜卧，四肢不收，大便泄泻，合二陈汤服。

治卒暴尸厥，触犯邪气，昏晕卒倒。

小肠气，加苦楝、茴香。

小便赤涩，加茯苓、泽泻。

瘟疫、时气二毒，伤寒头痛，壮热，加连根葱白五寸，豆豉三十粒，煎二三沸，服，出微汗。

咳嗽，饮食减少，脉弦细，加当归、黄芪。脉洪大缓，加黄芩、黄连。

疟疾初起，加草果、柴胡。

脾寒痞疟，加草果一枚。

痰嗽、疟疾，加半夏、干姜。

胃气痛，加茴香。

水气肿满，加桑白皮。

酒伤，加丁香。

饮冷伤食，加高良姜。

脾胃困倦，不思饮食，加参、芪。

脾泄滑脱，加肉豆蔻。

完谷不化，加枳实。

风痰，四肢沉困，加荆芥。

腿膝冷痛，加牛膝。

腿膝湿痹，加菟丝子。

浑身虚壅、拘急，加地骨皮。

大便硬，加大黄三钱、芒硝二钱。

白痢，加吴茱萸。

赤痢，加黄连。

头风，加藁本。

霍乱转筋，加楠木皮。主霍乱吐泻。

七情六极，耳鸣梦泄，盗汗，四肢浮肿沉重，腿膝酸痿，加桂。

心下痞满、腹胀，倍厚朴，甘草减半。

气不舒快，中脘痞塞，加砂仁、香附、生姜。一方加枳壳、木香。

妇人子宫久冷，月事不调，加桂。

赤白带下，加黄耆。调月水。

小儿脾胃不和，不思乳食，心腹疼痛，口苦无味，呕哕恶心，噫气吐酸，面色痿黄，体弱肌瘦，肚腹泄泻。依本方。

小儿吐逆频并，手足心热，不进乳食。依本方。

附：本方加减汤名治病

疟后 **草果平胃散**　即本方加草果。治寒热疟疾，愈后调理。

阴户虫 **贯众平胃散**　即本方加贯众。治女人阴户生虫，痛痒不定，每用猪肝煮熟，拌药末二钱，内入阴户。

伤食吐 **藿香平胃散**　即本方加藿香、砂仁、神曲。治内伤饮食，填塞太阴，呕吐不已。

参苓平胃散　一名御药院平胃散，即本方加人参、茯苓。治脾胃不和，不思饮食。

心腹胁肋刺痛 心腹胁肋，胀满刺痛，口苦无味。又治噫气吞酸。又治面色痿黄，肌体瘦弱，怠惰嗜卧，体重节痛，常多自利。

霍乱 又治霍乱吐泻。

嗝噎反胃 又治五噎八痞，嗝气反胃。一法：用枣肉丸小豆大，姜汤下五十丸。常服调气暖胃，化宿食，消痰饮，辟风寒冷湿，及四时非节之气。

痰水 **天下受拜平胃散**　即本方加小枣二百枚，生姜三两。

治脾胃不和，呕吐痰水，胸膈痞滞，不思饮食，以水五升，煮干，捣研晒干为末，每服二钱，盐汤点服。

泄泻 如泄泻，加生姜五片，去核乌梅五个，水煎服。

吞酸呃臭 **生料平胃散**　即本方加神曲、麦芽。治宿食不化，吞酸呃臭，右关脉滑。

胃虚 **香砂平胃散**　即本方加香附、砂仁。治病后胃虚少食。

疟疾 **万安散**　即本方加常山、槟榔。治一切疟疾初起气壮者。

疟 **柴胡调胃散**　即本方加柴胡。一方加藿香。治疟疾寒热。

五劳七伤 又治五劳七伤，手足心热，烦躁不安，百节酸痛。

瘴疟 **不换金正气散** 一名普贤散。即本方加半夏、藿香。治山岚瘴气，诸般疟疾。

四时伤寒 又治四时伤寒感冒，头目肢节疼痛，肚腹胀满，呕吐恶心，痰嗽。

手足肿 又治手足虚肿。

又治五肿膈气噎塞。

利 又治寒热泄利、赤白痢。

暑吐 又治伤暑吐泻，手足厥冷。

疮疡 又治疮疡，脾气虚弱，寒邪相搏，疼停胸膈，以致发寒热。

声哑 又治有湿证，声哑，加茵陈、石菖蒲。寒证声哑，加薄桂。

太无神术散 即本方加藿香、菖蒲。一方以香附代藿香。

瘴气 治山岚瘴气，憎寒壮热，一身尽痛。夫山岚气，乃山谷障雾、湿土敦阜之气也。由鼻而入流于百节，故壮热而一身尽痛，宜用平胃，以平其敦阜之气。加菖蒲、藿香香辛之品，以匡正辟邪也。

瘟疫 又治四时瘟疫头痛，顶强，寒热身痛。

腰重痛 **肾着汤** 即本方加丁香。治腰重痛。

四时伤寒 **和解散** 即本方加藁本、桔梗。治四时伤寒，吐利烦躁，自汗，咳嗽头痛，憎寒壮热。又治瘴病。初作胸腹满闷，头眩发热。

茯苓调胃散 即本方加茯苓、丁香、白术。一方加藿香、半复。治脾湿。又治胃寒呕吐，多用生姜。

养胃汤 即本方加人参、白术、茯苓、半夏、藿香、草果。

治外感风寒，内伤生冷，憎寒壮热，头疼目昏，肢体拘急，不问风寒证，并宜治之。先以厚被盖睡，连进数服，加以薄粥、热汤佐，令四肢微汗，溅溅然，候干，则徐徐去被，谨避外风，自然解散。

岚气 又治山岚瘴气。

温疫 又治四时温疫。

痎疟 又治饮食伤脾，发为痎疟。

又治中脘虚寒，呕逆恶心。

似疟 又治感暑后感冷。戴元礼曰：此市井之人，多有此病。往往日间冒热经营，夜开窗眠卧，欲取清凉，失盖不觉，病发潮热，似疟犹未成疟者。

翻胃 又治翻胃，朝食暮吐，暮食朝吐，脉迟而沉，或涩而微。

瘴 **槟榔煎**　即本方加槟榔、草果、煨熟生姜。治山岚瘴气，寒热呕吐，腹满不思饮食。

伤风 **消风百解散**　即本方加荆芥、麻黄、白芷，去厚朴。治伤风咳嗽，头疼鼻塞声重。

瘴 **辟瘴饮子**　即本方去苍术，加人参、茯苓、半夏、枳壳、砂仁。治瘴时行，无事之时，宜先服此，则不感染。

痰 **润下丸**　即本方去苍术、厚朴。治膈痰，降痰。制法见第三卷、二陈汤附方。

附：本方合和汤名治病

暑泻 **对金饮子**　一名**胃苓汤**。即本方合五苓散。治伤暑泻而渴，或泻而热，或伏暑泄泻，发烦渴，小水不利。

暑湿停饮 又治暑湿停饮，泄泻，不伏水土。又治霍乱吐泻。

伤食泻 又治伤食泻。

产后肿 又治产后遍身浮肿。

泻 **黄白散**　即本方合六一散。治泄泻烦渴，伤暑，小便不利。

湿疟 **柴平散**　即本方合小柴胡汤。治疟疾初发，一身尽痛，手足沉重，寒多热少，脉濡者，名曰湿疟。

第二十五　枳　术　丸

本方加减汤名十五方，合和汤名一方，共计十六方，附于后。

枳术丸方 洁古张元素方。

白术 二两，土炒。一法。紫苏、薄荷、黄芩、肉桂煮过。甘温补脾胃之元气。其味苦，除胃中之湿热，利腰脐间血，故用补脾胃之弱。过于枳实一倍。忌桃、李、雀肉、胡荽、大蒜、青鱼鲊。

枳实 一两，麦麸炒。味苦寒，泄心下之痞闷，消胃中所伤。

右为细末，荷叶包，烧饭，杵为丸，绿豆大。每服五十丸，清米饮下。

元气素弱，饮食难化。多则腹中不和，疼痛、泄泻，此虚寒也。加人参、酒炒芍药、炒神曲、炒麦芽去壳各一两，砂仁、木香各五钱。

素有痰火，胸膈郁塞，咽酸噫气，及素有吞酸吐酸之证，或有酒积泻、结痛，此皆湿热也。加姜炒黄连、酒炒白芍、陈皮各一两，石膏、生甘草各五钱，砂仁、木香各二钱，川芎四钱。

伤食饱闷，痞塞不消，加神曲、麦芽、山查各一两。有食积痞块，再加黄连、厚朴、瓜蒌去油各五钱。积坚者，加蓬术、醋煮。昆布各三钱。

伤冷食不消，腹痛溏泄，加半夏一两，砂仁、干姜、炒神曲、麦芽各五钱。

性多气恼，夹气伤食，气满不通，加川芎、香附子各一两，木香、黄连姜炒各五钱。

胸膈不利人，过服辛香燥药，以致上焦受伤，胃脘干燥，呕吐膈噎，翻胃，加黄连姜炒、山栀炒、桔梗、生甘草、石膏各五钱，白芍、当归各一两。胸膈顽痰胶结，及大便燥秘，加芒硝五钱。

素有痰者，加半夏、茯苓、橘红各一两，黄连炒、黄芩炒各五钱。

人能食、好食，但食后反饱难化，此胃火旺、脾阴虚也。加酒芍一两半、人参七钱，石膏煅一两，生甘草五钱，黄连炒、香附子、木香各四钱。

年高人，脾虚血燥，易饥易饱，大便燥难，加白芍、当归各一两、人参七钱，升麻、甘草各四钱，山查、麦芽、桃仁去皮尖各五钱。

附：本方加减汤名治病

冷食伤 **半夏枳术丸**　即本方加半夏一两。治冷食内伤。

消饮食 **橘皮枳术丸**　即本方加橘皮一两。治老幼元气衰弱，饮食不消少进，或藏不调，心下痞闷，久服令人多食而不伤。

饮食伤 **木香枳术丸**　即本方加木香一两。治饮食所伤，心腹满闷不快，破滞气，消饮食，开胃进食。

肉味伤 **橘连枳术丸**　即本方加橘皮、黄连各一两。治伤肉味痞满。

勉食伤 **曲蘗枳术丸**　即本方加神曲、麦芽各一两。治勉食，心腹满闷不快。

补脾胃 **平补枳术丸**　即本方加陈皮、黄连各一两，白芍一两半、酒炒，人参、木香各半两，增白术三两，调中、补气血，消痞清热。意曰：白术三两，补脾气为君，白芍补脾血为臣。陈皮和胃，枳实消痞，黄连清热，三味为佐。人参补元气，木香调诸气，二味为使。

如此则平补气血，均去痰，兼通气道，则病邪日消而脾胃日壮矣。

　　伤肉面辛辣厚味　**三黄枳术丸**　即本方加陈皮、神曲、黄连、黄芩、大黄。治伤肉食、面食、辛辣味厚之物,填塞胸中,致满闷不快。

　　木香人参生姜枳术丸　即本方加木香、人参、生[1]姜、陈皮,开胃进食。

　　伤寒食　**木香干姜枳术丸**　即本方加木香、干姜,破除寒滞气,消寒饮食。

　　积块　**枳实丸**　即本方加神曲、麦芽、山查、陈皮、姜黄。丹溪曰:治积块。

　　酒面伤　**枳实导滞丸**　即本方加大黄、黄芩、黄连、神曲、茯苓、泽泻。治伤湿热之物,不得消化而作痞满。湿热之物,酒、面之类也。燥以制湿,淡以渗湿,故用白术、茯苓、泽泻,苦以下热,寒则胜热,故加芩、连、大黄,加神曲者,盦[2]造以使其变化也。

　　虚痞　**枳实消痞丸**　即本方加人参、白术、茯苓、甘草、黄连、半夏、厚朴、干姜、麦芽。治心下虚痞,恶食懒倦。右关脉弦者。痞与否同,不通泰也。是肺气不降,脾气不运,升降不通也。脾病则不能致气于肢体,故令懒倦。弦为肝脉,木乘土,故令右关脉弦。是方也,枳实、黄连、厚朴之苦,可以下气;半夏、干姜之辛,可以行滞。人参、甘草、白术、茯苓之甘,可使健脾。麦芽善消,可以推陈致新。

　　湿面伤　**除湿益气汤**　即本方加神曲、萝卜子、炒黄芩、红花、荷叶丸。治伤湿面,心腹满,肢体沉重。

　　豆粉面食油腻伤　**白术丸**　即本方加橘红、半夏、神曲、黄芩、白矾。治伤豆粉、湿面、油腻。

　　加味枳术丸　即本方加神曲、麦芽、山查、香附、砂仁。治脾胃虚弱,饮食减少,胸膈膨闷,酒伤食积,气滞腹满者,常服,进食宽中,和畅肠胃。

附:本方合和汤名治病

　　枳术二陈汤　即本方合二陈汤。治脾胃痰饮,胸膈不利。

　　枳术丸论

　　《兰室秘藏》论脾胃虚损曰:易水张先生,常戒不可峻利用药。食药下咽,未至药丸施化,其标皮之力始开,便言快也,所伤之物已去。若更待一两时辰许,药尽化开,其药峻利,必有情性。病去之后,脾胃既损,是真气、元气败

1　生:原作"干",据本方之名改。

2　盦:原作"盒",据文义,乃"盦"之形误,因改。

坏，促人之寿。当时设[1]下一方：枳实一两，麸炒黄色为度，白术二两。只此二味，荷叶裹，烧饭为丸。以白术甘温，补脾胃之元气。其味苦，除胃中之湿热，利腰脐间血。故先补脾胃之弱，过于枳实一倍。枳实味苦寒，泄心下之痞闷，消化胃中所伤。此一药下胃，其所伤不能即去，须待一两时辰许，食即消化。是先补其虚，而后化其所伤，则不峻利矣。若人内伤热物、酒肉之类，用集香丸、丁香丸、巴豆大热之药下之，大便下则物去，遗留食之热性，药之热性，重伤元气。其后必无气以动而热困，四肢不举，传变诸疾，不可胜数，使人真气自此衰矣。若伤生冷硬物，世医或用牵牛、大黄，大寒投之，所伤既去，遗留食之寒性、药之寒性，重泻其阳。阳去则皮肤、筋肉、血脉，无所依倚，使人便为虚损之证矣。论言及此，令人寒心。故辛辣薄味之药，无故不可乱投，非止牵牛、巴豆、大黄而已。

吴山甫曰：一消一补，调养之方也。故用白术以补脾，枳实以消痞。烧饭取其香以益胃，荷叶取其仰以象震。象震者，欲其升生甲胆之少阳也。此易老一时之方，东垣末年之悟，孰谓立方之旨易闻邪？

第二十六　天王补心丹

天王补心丹方《藏经》云：昔者志公和尚旦夕讲经，邓天王悯其劳也，锡[2]以此方，因得其名焉。

生地黄 二两。用砂仁五钱、茯苓一两，酒同煮，去砂仁。

人参 开心益志。

玄参 补肾气，强阴益精。忌铜。

丹参 益气养血。以上三参，俱反藜芦。

远志 去骨。用甘草同煮半伏时。益志，慧耳目，聪明不忘，强志倍力，定心气，止惊悸，益精阳。

柏子仁 微炒。主惊悸，安五藏，益气血，润肾、兴阳道。

百部 酒浸，炒。主肺热咳嗽，益肺。

---

1 设：原作"说"，据《兰室秘藏》卷上"脾胃虚损论"改。
2 锡：即赐、给予。

杜仲 去粗皮,姜汁炒断丝。主腰脊痛,补中益精,坚筋骨,强志。

酸枣仁 隔纸炒。补心虚,宁心志。

白茯神 去木、去皮,忌醋。治善忘,开心益智,养精神,补劳乏。以上各一两。

天门冬 去皮心。地黄为使。治虚劳客热。忌鲤鱼。强骨髓,通肾气。

麦门冬 去心。地黄为使。治虚劳客热,强阴,益精神,心气不足。各一两二钱。

石菖蒲 忌饴糖、羊肉、铁器。开心孔,补五藏,通九窍,明耳目,聪明不忘,或解迷惑。

五味子 补不足,强阴益精。在上滋肺,在下补肾。各五钱。

当归身 一两六钱,酒洗。畏菖蒲。

桔梗 八钱。去丫尾及头硬一节,米泔浸一宿。

右为末,炼蜜丸,每两作十丸。金箔、朱砂为衣,灯心、枣汤,食远临卧化下。作小丸亦可。

治心肾两虚,水火不济,致夜不寐,心悸,口干,烦躁不足。

治心劳神虚,梦泻。

治消渴。

治过劳,其心忽忽喜忘。大便难,或时溏利,口内生疮者。

吴山甫曰:心者,神明之藏。过于忧愁思虑,久久则成心劳。心劳则神明伤矣,故忽忽喜忘。心主血,血濡则大便润,血燥则大便难。或时溏利者,心火不足以生脾土也。口内生疮者,心虚而火内灼也。用人参养心气,当归养心血,天、麦冬益心津,生地、丹参、玄参解心热,柏仁、远志养心神,五味、枣仁收心液。茯苓能补心虚,桔梗能利咽膈。诸品专于补心,劳心之人宜常服。

宁心保神,益血固精,壮力强志,令人不忘。清三焦,化痰涎,祛烦热,疗咽干,除惊悸,定怔忡,育养心神,大补元气。读书劳神,勤政劳心,常宜服之。一方无石菖蒲、百部、杜仲、甘草;一方加枸杞子、石菖蒲。

第二十七　六味地黄丸

本方加减汤名四方,合和汤名一方,共计五方,附于后。

六味地黄丸方 一名金匮肾气丸。钱仲阳方。

地黄 八两。酒拌蒸九次,令黑烂,或无灰酒煮烂,捣膏。胃弱者生姜汁同煮,脾气滞而膈间痞闷,同砂仁煮。忌铜、铁、萝卜,犯之令人肾消,白人髭发。男子损荣,女子损卫。

山药 四两。怀庆洁白者,强阴益气。

山茱萸 水酒浸,取皮四两,缓火熬。强阴益精,及壮元气。

白茯苓 三两。去皮。坚洁者。补阳长阴,益气。

牡丹皮 三两。去骨,酒浸一宿。泻阴火,治神志不足。

泽泻 三两。去毛,作片。酒浸略蒸。养五藏,益气力,起阴气而补虚损五劳。俗说谓"泻肾者,泻肾邪也"。如茯苓伐肾邪,即所以补正耳。

右为末,炼蜜和地黄膏为丸、如梧桐子大。每服五六十丸,空心盐白汤下。寒月温酒下。肾虚有饮作痰唾,生姜汤下。妇人,淡醋汤下。

治形体瘦弱无力,多因肾气久虚,久新憔悴。

治寝汗。

治遗精淋浊。

治便血。

治肾虚憔悴,盗汗发热,五藏齐损,瘦弱虚烦,骨蒸下血。

治咳嗽。吴山甫曰:有足心热,内股热,腰痛,两尺脉弱大者,原于肾虚也。移热于肺而咳嗽者,宜以此补肾。

治夜分咳嗽,多属阴虚肾水不足也。

治阴虚火动。吴山甫曰:肾非独水也,命门之火藏焉。肾不虚,则水足以制火。虚则火无所制而热证生矣,名之曰阴虚火动。河间氏[1]所谓肾虚则热是也。令人足心热,阴股热,腰脊痛,率是此证。老人得之为顺,少年得之为逆,乃咳血之渐也。熟地黄、山茱萸,味厚者也。《经》曰:味厚为阴中之阴,故能滋少阴、补肾水。泽泻味甘、咸、寒。甘从湿化,咸从水化,寒从阴化,故能入水藏而泻水中之火。丹皮气寒、味甘、辛。寒能胜热,苦能入血,辛能生水,故能益少阴,平虚热。山药、茯苓,味甘者也。甘从土化,土能防水,故用之以制水藏之邪,且益脾胃而培万物之母。

治阴虚火动,耳聋耳鸣。

治下消。吴山甫曰:先有消渴善饮,而后小便如膏者,名曰下消。惧其燥

---

1 河间氏:间,原误作"润"。河间指金代医学大家刘完素,河间(今属河北)人,故人称刘河间。该书常误将"间"作"润",下凡遇此径改。

热渐深,将无水,故用此以救肾水。

治妇人血气久虚无子。

血虚阴衰,地黄为君。

精滑,山茱萸为君。

小便黄赤,或多或少,茯苓为君。

小便淋沥,泽泻为君。

心虚、肠胃热积,心火盛、心气不足,丹皮为君。

皮肤燥涩,山药为君。

骨痿,加黄柏、知母。吴山甫曰:肾气热则腰脊不举,骨枯而体减,故为骨痿。肾者水藏,无水则火独治,故令肾热。肾主督脉,督脉者,行于脊。肾坏则督脉虚,故令腰脊不举。骨枯而髓减,肾主骨,故曰骨痿。熟地、山茱,味厚而生阴;知母、黄柏,苦寒而泻火;泽泻、丹皮,能去坎中之火。茯苓、山药,能制肾间之邪。王冰曰:壮水之主,以制阳光。此方是之矣。

又治肾劳,背难俯仰,小便不利者,余沥囊湿生疮,小便急并赤。

附:本方加减汤名治病

崔氏八味丸　即本方加炮附子、桂心各一两。刘守真曰:桂、附从四时加减,春各三钱,夏一钱,秋五钱,冬壹两。

肾气虚下元冷　治肾气虚弱,下元冷惫,脐腹疼痛,夜多漩[1]溺,脚膝缓弱,肢体倦怠,面色痿黄或黧黑,及虚劳不足,渴欲饮水,腰重疼痛,小腹急痛,小便不利。

阴痿　又治阴痿,入房太甚,宗筋纵弛,名为阴痿。吴山甫曰:凡人入房甚而阴事作强不已者,水衰而火独治也。阴事柔痿不举者,水衰而火亦败也。丹溪曰:天非此火,不足以生万物;人非此火,不能有生,奈之何而可以无火乎?是方于六味中加桂、附,以益命门之火,使作强之官得其职矣。

又治渴而未消,其人多渴,喜得茶饮,不若消渴之求饮无厌也。此为心肾不交,水不足以济火,故令亡液口干。乃是阴无阳而不升,阳无阴而不降。水下火上,不相既济耳。故用六味,益其真阴。加附子、肉桂之辛热,壮其少火。

1　漩:原作"旋",据《医学纲目》卷四"八味丸"改。

少火壮则阴自升，真阴益则阳自降。故灶底加薪，枯笼蒸溽。槁禾得雨，生意维新。惟明者知之，昧者鲜不以为迂也。昔汉武帝病渴，张仲景为处此方[1]。至圣玄关，今犹可想。

多唾 又治下元冷惫，心火炎上，肾水不能摄养，多唾痰涎。

牙痛 又治肾虚齿痛。

淋 又治肾虚淋沥。

脚气 又治足少阴经脚气入腹，腹胀疼痛，气喘。肾经虚寒，此证最急。以肾水克心火，老人病此，死不旋踵。

小便不调 又治小便不调。肾具水火，主二便而司开阖。肾间之水竭则火独治，能阖而不能开，令人病小便不出。肾间之火熄则水独治，能开而不能阖，令人小便不禁。是方以桂附温热益火，地黄、山茱濡润壮水。火欲实，丹皮、泽泻之酸咸引而泻之；水欲实，茯苓、山药之甘淡制而渗之。水火既济，则开阖治矣。

转脬 又治妇人转脬，小便不得。

疮后口干 又治诸疮疡愈后，口干渴甚则舌黄。及未患先渴，此肾水枯竭，不能上润，以致心火上炎，水火不能既济，故心烦燥渴，小便频数。或白浊阴痿，饮食不多，肌肤渐削；或腿肿脚瘦，本方内地黄与五味子各二两，山药、山茱、丹皮各一两，茯苓、泽泻、桂心各五钱，名加味八味丸。

《溯洄集》云：张仲景八味丸用泽泻，寇宗奭《本草衍义》云："不过接引桂、附等归就肾经，别无他意。"而王海藏訾之愚，谓八味丸以地黄为君，而以余药佐之，非止为补血之剂，盖兼补气也。气者血之母。东垣所谓阳王则能生阴血者，此也。若果专为补肾而入肾经，则地黄、山茱、丹皮、茯苓，皆肾经之药，固不得夫泽泻之接引而后至也。其桂、附虽非肾经本药，然附子乃命门之药，况浮中沉无所不至，又为通行诸经引用药。官桂能补下焦热火不足，是亦命门药也。易老亦曰补肾用肉桂，然则桂、附亦不待泽泻接引而后至也。唯山药虽独入手太阴经，然其功亦能强阴。且手太阴为足少阴之上源，源既有滋，流岂无益？夫其用地黄为君者，大补血虚不足与补肾也。用诸药佐之者，山药之强阴益气，山茱之强阴益精而壮元气，茯苓之补阳长阴而益气，丹皮之

1　汉武帝……处此方：原文如此。张仲景较汉武帝晚三百余年，无法亲诊武帝。

泻阴火而治神志之不足，泽泻之养五藏、益气力、起阴气而补虚损五劳，桂、附之补下焦火也。由此观之，则余之所谓兼补气者，非臆说也。且泽泻也，虽曰咸以泻肾邪，非泻肾之本也。故五苓散用泽泻者，讵非泻肾邪乎？白茯苓伐[1]肾邪，即所以补正耳。是则八味丸之用泽泻，非他，盖取其泻肾邪、养五藏、益气力、起阴气、补虚损五劳之功而已。寇氏何疑其泻肾而为接引桂、附等之说乎？然泽泻固泻肾，然从于诸补药群众之中，虽欲泻之而力莫能施矣。或者又谓八味丸以附子为少阴之向导，其补自是地黄为主，盖取其健脾走下之性，以行地黄之滞，可致远耳。窃意如此，则地黄之滞非附子不能及下矣。然钱仲阳六味地黄丸岂有附子乎？

八味丸盖兼阴火不足者设。六味地黄丸则唯阴虚者用之耳。

补肾气 **八物丸**　即本方加五味子、桂心。平补肾气，坚齿驻颜，主阴虚阳竭。

鹤膝风 **加味地黄丸**　即本方加鹿茸、牛膝，面糊丸。治小儿鹤膝风。

都气丸　即本方加附子、肉桂、五味子，补左右二肾水火。

附：本方合和汤名治病

补心肾 **三一肾气丸**　即本方合固本丸、补阴丸，补助心肾诸藏精血，泻心肾诸藏火、湿。

此方有补有泻。补者补其精血，泻者泻其湿热。人但知精血虚而能生火，又不知精血虚、邪水得以乘之。既加知母、黄柏以泻火，又加茯苓、泽泻以渗湿也。古方以肾气丸、固本丸、补阴丸，俱是滋阴补血之剂，然固本丸用二地、二门冬，胸满有痰者忌之；补阴丸脾虚有湿者忌之。肾气丸因补血滋阴而兼理痰湿，然品味数少，不足以尽其变。是方补泻兼施，最为切当。固本丸、补阴丸俱见第八卷。

1　伐：原作"代"，不通，据文义及字形改。

卷 之 八

附 方 目 录

第二十八　固本丸 附方七

人参固本丸 加人参

鹿柏固本丸 加鹿角、黄柏

六合丸 加枸杞子、地骨皮

天地丸 去熟地、麦冬，一名二仪丸

三才丸 去熟地、麦冬，加人参

补髓煎 去熟地、麦冬，加当归

永寿丹 去生地黄、麦冬，加枸杞、甘菊

第二十九　补阴丸 附方一

大补阴丸 去锁阳[1]、五味、天冬、枸杞、白芍药、干姜。补阴丸论。

第三十　滋阴大补丸

第三十一　虎潜丸 附方二

加味虎潜丸 加参、芪、杜仲、破故纸、茯苓、兔丝、山药、枸杞

又加味虎潜丸 去黄柏、知母、地黄、虎骨，加参、芪、山药、兔丝、破故纸、杜仲、

五味子、牛膝

第三十二　大造丸 附方八

补天丸

大补天丸

还元丹

河车补阴丸

太上混元丹

犀角河车丸

无比丸

虎牙丸

第三十三　打老儿丸

第三十四　益母丸 附方四

益母膏

四物益母丸

---

1 锁阳：锁，本书均作"琐"，与该药命名含义不符，今均改为正名"锁阳"。

卷 之 八

汤 名

秣陵求如王良璨玉卿氏编次

东粤　　温迪元敏之氏助梓

第二十八　固 本 丸

本方加减汤名七方，附于后。

固本丸方 本犹根也。天一生水，肾水乃人之根本，此丸专于补肾，故命名曰固本。

生地黄 酒浸。胃弱者，姜汁炒。脾气滞而膈间痞闷者，砂仁水浸，同炒。

熟地黄 酒浸。补肾水，真阴不足，得麦门冬良。二地俱忌铜、铁及萝卜。

天门冬 酒浸，去心皮，酒煮，捣如泥。通肾气，补五劳七伤。甘以助元气。地黄为之使。忌鲤鱼。

麦门冬 酒浸，去心，不去心令人烦。强阴益精。地黄为之使。

右等分为末，炼蜜为丸，梧桐子大，每服五十丸，空心温酒或淡盐汤下。夫人心藏血，肾藏精，精血充实则不夭天年。然滋补精血，无出于生熟二地黄。世人徒知服二地黄，而不知服二门冬为引也。盖生地能生心血，用麦冬引入所生之地；熟地能补肾精，用天冬引入所补之地。四味互相为用。

附：本方加减汤名治病

人参固本丸 即本方加人参。本草以人参通心气，故宜加焉。

治肺热燥作渴，或小便短赤如淋。此治虚而有火之圣药也。肺主气，而气根于丹田；肺畏火，而制火必本于肾水也。

鹿柏固本丸 即本方鹿角霜半斤，黄柏分四制、一斤。

六合丸 即本方加枸杞子、地骨皮。明目。

天地丸 一名二仪丸。即本方去熟地、麦冬。

三才丸 即本方去熟地、麦冬，加人参。

补髓煎 即本方去熟地、麦冬，加当归。

永寿丹 即本方去生地、麦冬，加枸杞、甘菊。明目。

第二十九　补 阴 丸

本方加减汤名一方，附于后。

补阴丸方

黄柏 去粗皮，盐水炒。

知母 肥润者,去皮毛,盐水炒。忌铁。

龟板 酥油炙,各三两。

锁阳 各三两,酥炙。

枸杞子

五味子

天门冬 去皮心。

白芍 酒炒,各一两。

熟地 酒浸,五两。

干姜 炮,三钱。冬五钱。

右为末,炼蜜,入猪脊髓三条,炊熟和丸梧桐子大,每服八十丸,空心淡盐汤下,冬月温酒下。

治肾经虚损,新久憔悴,盗汗发热,五藏齐损,瘦弱虚烦,骨蒸痿弱,下血咯血等证。

梦遗精滑。加煅牡蛎、白术各一两,山茱萸肉、椿根白皮炒各七钱。

赤白浊,加白术、白茯苓各二两半,山栀仁炒、黄连炒各五钱。

脚膝软弱无力,加牛膝酒洗,虎骨酥炙各二两,防己酒洗、木瓜各半两。

疝气,加苍术盐炒一两半,黄连姜汁炒、山栀仁炒各六钱,川芎一两,吴茱萸泡、青皮各五钱。

脾胃虚弱,畏寒易泄,加白术三两,陈皮一两,干姜炮七钱。

眼目昏暗,加当归酒洗、川芎、菊花各二两,柴胡、黄连酒洗、乌犀角各半两,蔓荆子、防风各三钱。

气虚,加人参、黄耆蜜炙各二两。

左尺脉既虚,右尺亦微,命门火衰,阳事不举,加肉桂、黑附子童便煮,去皮、各七钱,沉香五钱。

附:本方加减汤名治病

大补阴丸 即本方去锁阳、五味、天冬、枸杞、白芍药,干姜。治盗汗。又治左尺脉洪,阴虚火动。

补阴丸论:人之一身,阴常不足,阳常有余。况节欲者少,纵欲者多。精血既亏,相火必王[1]。火王则阴愈消,而劳瘵咳嗽咯血、吐血等证作矣。故宜常补其阴,使与阳剂,则水能制火,而水升火降,则无病矣。故丹溪明补阴之说,谓专补左尺肾水也。古云:滋补药皆兼补右尺相火,殊不知左尺原虚,右尺原王。平补依旧火胜于水,只补其左、制其右,庶几水火俱平也。右尺相火,固不可衰。若明是相火虚者,方宜补火。但火王而致病者,十居八九;火衰而致病者,百无二三。且人在少年,肾水正旺,似不必补。然欲心日动,兼斫丧太早者,真阴根本受亏。肾水一亏,则火必胜,胜则克肺金,火炎痰升而致咳嗽,甚至肾水枯竭。金水既病,则五脏六腑皆为火贼,宜补精血而火自退,当服此药,培养精神之圣药也。

第三十　滋阴大补丸

滋阴大补丸方

川牛膝 去芦。

山药 各一两半。

杜仲 去粗皮,酥炙去丝。

山茱萸肉 鲜红者,去核。

巴戟天 去心。主阴痿,强筋骨,补五劳,治梦泄,虚损。

肉苁蓉 酒浸一宿,削去浮甲,劈破中心,去白膜,酒蒸,酥油涂炙。主五劳七伤,强阴益精气,治男子绝阳不兴,及泄精、尿血、遗沥。暖腰膝,强筋。命门火不足者,以此补之。丹溪曰:峻补精血,骤用反动大便滑也。

五味子

白茯苓 去皮。

茴香 炒。

远志 去心,甘草水煮,各一两。

枸杞子

石菖蒲 各五钱。

熟地黄 酒浸,二两。

右为细末,红枣肉和炼蜜丸梧桐子大。每服七十丸,空心酒或盐汤送下。

1　王:通"旺",据凡例通假字不改,下同。

第三十一　虎　潜　丸

本方加减汤名二方，附于后。

虎潜丸方 一名补阴丸，一名补肾丸。虎，阴也；潜，藏也。是方能封闭精血，故名虎潜。

黄柏 半斤，盐酒炒。滋阴。

知母 三两，盐酒炒。滋阴。

当归 一两半。酒洗。养血补血。

地黄 酒煮，烂捣膏。忌铜、铁，补血滋阴。

白芍 各三两。酒炒。养血。

锁阳 一两半。酥炙，或酒润晒干。止阴精不泄。

龟板 四两。酒炙或酥炙。得天地之阴气最厚，故补阴。

虎胫骨 一两。酒炙或酥炙。得天地之阴气最强，故壮骨，可补腰膝。

陈皮 三两。盐水润，晒干。行滞气。

干姜 半两。炒黑。冬月用，余月俱不用。

右为末，酒糊丸。一方用羊肉煮烂，捣为丸。一方炼蜜和猪脊髓二条为丸，如梧桐子大。每服五六十丸，空心盐汤或酒下，食干物压之。一方加牛膝。

治阴分精血虚损，痿弱。

治气疝，拂郁则睾丸肿大，悲哀则不药而消。吴山甫曰：邪之所凑，常乘其虚。拂郁而睾丸肿大者，肝气乘肾之虚也。悲哀不药而消者，气有所泄也。先医云：肝肾之病同一治，故黄柏、知母、熟地、白芍、牛膝、当归、锁阳，味厚之品也。可以补肾，亦可以补肝。龟得天地之阴气最厚，虎得天地之阴气最雄。以血气中之阴类以补阴，欲其同气相求耳。陈皮者，取其能推陈腐之气；羊肉者，取其能补五藏之阳也。或问：何以不用橘核仁、细枳实、川楝子、青皮之辈？曰：此皆破气药也。昔医固多用之，然而治标云尔，况蹈重虚之戒乎！气实者用之可也。

治消渴，骨热，补肾水真阴不足。

治肾虚发热，新久憔悴，骨蒸盗汗，五藏不足，黄瘦脱血。

附: 本方加减汤名治病

加味虎潜丸　即本方加参、芪、杜仲、破故纸、茯苓、兔丝各二两,山药、枸杞各三两。治诸虚不足,腰腿疼痛,行步无力。壮元阳,滋肾水。

又加味虎潜丸　即本方去黄柏、知母、地黄、虎骨,加参、芪、山药各一两,兔丝、破故纸、杜仲、五味子各七钱半,牛膝二两。治肾脉虚数,精神短少,腰膝无力。此药健筋骨,补肾壮阳。

第三十二　大　造　丸

本方加减汤名八方,附于后。

大造丸方　此方久服,耳目聪明,须发乌黑,延年益寿,有夺造化之功,故名大造丸。

紫河车　一具。或云男用男胎,女用女胎。一云用初胎为佳。以米泔洗净,新瓦上焙干。或用砂锅、银锅重汤煮烂,捣晒。夫紫河车,天地之先,阴阳之祖,乾坤之囊钥,铅汞之匡廓。胚胎将兆,九九数足,我则乘而载之,故谓河车。《历验篇》中名混沌皮。释氏书谓袈裟制服,有接命之功。男瘦女弱,素无孕育者,服此成胎延寿,咸有左验。养生书云:河车者,返本还元,以人补人之意,非金石草木、夜霜晓露之比。丹溪曰:河车者,父精母血相合而生成,乃造化自然生成之物,真元气也。用此栽接,至理存焉,故治虚劳甚者用之。

败龟板　二两。年久自死者,童便浸三日,酥炙。

黄柏　一两半。盐酒炒褐色。邪火只能动欲,不能生物。俗医峻补,无益有损。此二味滋阴、除相火,为河车之佐,冲和而无弊。

杜仲[1]　去粗皮,酥炙去丝,一两半。主肾亏精损,腰痛余沥。

牛膝肉　一两二钱。酒洗。滋阴壮阳,益精填髓,引下为使。以上四味,足少阴肾经药。古方加陈皮,名**补肾丸**。配紫河车,名**补天丸**。

怀庆熟地黄　肥实者,二两半。入砂仁末六钱,白茯苓二两,一块稀绢包,同入砂锅内,好酒煮七次,去茯苓、砂仁不用。盖地黄得茯苓、砂仁、黄柏,入足少阴肾经,名**天一生水丸**。

天门冬　去皮心,一两二钱。

麦门冬　去心,一两二钱。

五味子　七钱。夏月加,余月不用。

1　仲:原误作“中”,据其方组及炮制法,此当为杜仲,因改。

以上三味手太阴肺经药。二冬保肺气，不受火邪，降肺火，生肾水。然其性有降无升，得参一两，则补而降。《本草》云"主多子"，以此也。二地、二冬，名**固本丸**。麦冬、五味、人参，名**生脉散**。处方配合要之道，大抵以金水二脏为生化之源。用补肺肾二药，乃人参补气、地黄补血，合河车以成大造之功。

右为末，和地黄膏，再加酒米糊为丸，如小豆大，每服八九十丸，空心盐汤、沸汤、姜汤任下。冬月好酒下。

妇人加当归二两，去龟板。

赤白滞下，加牡蛎两半。

遗精白浊，加牡蛎两半。

治心风失志，虚劳危绝。

附：治验

一人禀弱，阳事痿，因以河车配他药为一方，服之，不二料，体貌顿异，嗣生数子。

一人大病后，久不能作声，服此丸数次，呼声顿出。

一人足痿不任地者半年，服此一料，病减其半。

一人年近六十，衰惫，日用此味，加补血药作丸，寿至九十，强健如壮。

多女少男，夫妇咸服，多男。

病笃垂死，一服可延一二月。

附：本方加减汤名治病

补天丸　方用河车一具，黄柏、龟板、杜仲、牛膝、陈皮各二两，干姜五钱，五味子五钱。

大补天丸　方用河车一具，黄柏、知母乳炒、龟板炙各三两，熟地五两，牛膝、麦冬、肉苁蓉、虎胫骨、山药炒、茯神、黄耆蜜炙各一两半，杜仲、枸杞、何首乌、人参各二两，当归、天冬、五味各一两，生地一两，酒煮捣膏，白芍酒炒二两，冬用一两。冬加干姜炒黑半两。上药俱照常制，炼蜜和猪脊髓三条为丸，每服八十丸，淡盐汤下。冬月酒下。

治男妇虚损，劳伤形体羸乏，腰背疼痛，遗精，赤白带浊。

产后气血虚 **还元丹**　方用河车一具，制如前。人参一两半，黄耆蜜炙，当归酒洗、各一两半，白术土炒、白芍酒炒、川芎、白茯苓、熟地、牡丹皮各八钱，肉桂、炙甘草各五钱。右将熟地酒煮，别捣膏，余药研末，而老米糊丸梧桐子大，每服六七十丸。或酒、或白汤下[1]。

治产后大虚，补气血，兼治一切虚劳。

酒过度、气血虚 **河车补阴丸** 方用河车一具，黄柏、知母、龟板、枸杞、五味、熟地、青盐、丹皮、白茯苓、人参各一两，泽泻五钱，蜜丸。

治酒过度，血气俱虚，肾藏羸惫，虚火上炎，咯血，咳嗽多痰，盗汗，劳热骨蒸。

太上混元丹 方用河车一具，米泔洗净，去筋膜，入麝香一钱在内，缝定，放砂锅内，入无灰酒五升，慢火熬膏子，入药。外用沉香别研、朱砂研、水飞、各二两，人参、肉苁蓉、白茯苓各三两，乳香、安息香，酒熬，去砂各二两。右为细末，入河车膏捣千下，丸如梧桐子大。每服七十丸，空心沉香汤、或温酒下。

治虚劳怯弱，延年补损。男女真阳气耗，荣卫两虚，腰脊疼痛，自汗怔忡，痰多喘咳，梦遗白浊，潮热心烦，脚膝无力，加鹿茸酒蒸，巴戟去心，钟乳粉煅，阳起石煅，附子、黄芪蜜炙，各二两，桑寄生、鹿角、龙骨、紫菀各一两。妇人血气虚损，荣卫不足，多致潮热心烦，口干喜冷，腹胁刺痛，腰腿酸疼，痰多咳嗽，惊惕怔忡，经候不调，或闭不通，加当归酒洗，石斛[2]去根，紫石英煅、醋淬七次、水飞，柏子仁炒、鹿茸酒蒸、鳖甲醋炙、各三两，卷柏一两，牛膝酒浸一两，嗽多加紫菀二两。

传尸劳 **犀角河车丸** 方用河车一具，制如大造丸法，加鳖甲醋炙、桔梗、胡黄连、芍药、大黄、败鼓皮醋炙、贝母、龙胆草、黄药子、知母各二钱半，莪术、犀角、芒硝各一钱半，朱砂水飞二钱。右为末，炼蜜丸梧桐子大，朱砂为衣，每服二十丸。空心酒下。

治传尸劳，三月必平复。其余劳证只数服愈。

无比丸 方用河车二两，煮，醋浸一宿，焙干；白芍、鳖甲醋炙各半钱，桔梗、胡黄连、煨大黄、甘草、龙胆、苦参、黄药子、知母、秋石各二钱半，贝母、豆豉、炒蓬术、芒硝、犀角各二钱，炼蜜丸梧桐子大，每服二十丸。温酒下。

治传尸劳。服至一月愈。其余劳瘦之疾，数服取效。治肠中热，食前服；膈上热，食后服。

劳瘵 **虎牙丸** 河车一具，洗净，童便、酒煮烂；麝香五分，大川椒去合口并子，以黄草纸二重托之，热炉内焙出汗，放地上，以砂盆盖定一宿；虎头关骨酒浸二宿，炙焦，各一两半；

---

1 下：原无，据各方体例补。
2 斛：原作"解"，据文义，当为"斛"之形误，因改。

黄狗头肉四两, 童便并酒煮烂; 鹿茸酒炙, 七钱半; 桃仁去皮尖, 秦艽、木香、阿胶炒, 各半两, 鳖甲一枚, 醋浸一宿, 炙; 安息香、生发烧存性, 各二钱。右为末, 以河车、狗肉杵为丸, 梧桐子大。每服七十丸, 五更空心米饮下。午时又服之。

治[1]劳瘵, 咳嗽声哑, 肉脱骨痿, 杀下瘵虫。

第三十三　打老儿丸

打老儿丸方　一名延寿丹。昔者西川有一丈人, 名陈转运, 到于青城山下, 见一妇人在高山上, 望南行走如飞, 约年三十余岁, 手执棒一条, 赶一百岁老儿。转运问妇人曰: 因何打老儿? 妇人答曰: 是女子之孙, 吾乃五百余岁, 老儿一百一十岁。是老儿不肯修炼服药, 所以打之。转运下马跪拜曰: 愿求此方, 传留救济世人。因名为打老儿丸。

石菖蒲　铜刀削去皮毛节, 嫩桑枝条相拌蒸, 晒干, 去桑枝不用。忌铁。开心孔, 补五藏, 通九窍, 明耳目, 出音声, 除烦闷。久服轻身聪明, 不忘、不迷惑, 延年高志。

川牛膝　去芦, 用黄精自然汁浸漉, 酒浸一宿, 焙干。补中续绝, 壮阳益精, 填骨髓, 止发白, 除腰脊痛, 久服轻身耐老。忌牛肉。

怀山药　蒸出晒干。

远志　去心, 甘草水浸一宿, 晒干, 又浸晒。利九窍, 益智慧, 耳目聪明, 不忘强志, 倍力, 益精阳。久服轻身不老, 好颜色, 延年。得茯苓良。

巴戟　枸杞子煎汤, 浸一宿, 去心, 用酒浸一时许, 捞起, 与菊花同包, 炭火焙黄色, 去菊花不用。强筋骨, 安五藏, 补中增志, 益气, 补五劳。

续断　温酒浸软, 去肉里筋。又以文火焙干用[2]。地黄为使。节节断, 皮黄皱者佳。补不足, 调血脉, 久服益气力。

五味子　蜜水浸, 铜刀劈作两边, 去子, 再以浆水浸一宿, 焙干用。补不足, 强阴益精。苁蓉为使。

茯神　去皮心, 捣细, 于水盆内搅去浮者。调脏气, 伐肾邪, 降肺火, 开胃, 益气力, 保神守中, 久服安魂养神, 延年不饥。忌醋及酸物, 畏牡蛎、秦艽、龟甲、地榆, 恶白敛。

楮实子　水浸三日, 以杖搅沉者用, 晒干, 酒浸一时许, 取起, 蒸二时辰, 焙干。益气补

1　治: 此下原为小字, 据本书体例改为大字。
2　用: 原作"晒"。据《证类本草》卷七"续断"引"雷公"改。

虚劳,助腰膝,充肌肤,明目,久服不饥、不老、轻身。

山茱萸 温水泡,浸软,取肉慢火焙用。补肾气,兴阳道,坚阴茎,添精髓,闭精,止小便[1]利,暖腰膝,疗耳鸣。久服轻身明目。

熟地黄 生者,柳木甑蒸之,摊令气歇,以酒拌,再蒸。又出令干,又拌蒸三四次。忌铜、铁、萝卜。

肉苁蓉 洗,用清酒浸一宿,刷去沙土、浮甲,劈破中心,去白膜二重,放饭上蒸一时辰许,再用酥炙黄用。主五劳七伤,补中,强阴益精,治绝阳不兴及泄精。养五藏,久服轻身延年。

甘州枸杞子 去蒂。补内伤,大劳嘘吸。强阴益精,久服坚筋骨,轻身不老明目。

小茴香 酒浸一宿,炒干用。

杜仲[2] 去粗皮,酥炙去丝。

右各等分,酒打面糊为丸,梧桐子大,每服二十丸,空心温酒下。或白汤亦可服。

治五劳七伤,阳事不举,真气衰弱,精神短少,不能行走,小便无度,眼目昏花,腰膝疼痛,两脚麻冷,不能行立。

第三十四　益　母　丸

本方加减汤名四方,附于后[3]。

益母丸方 一名济阴返魂丹。

益母草 八两。一名茺蔚子。方粳,叶类火麻,对节而生。二种。三四五月,节间开紫花。白花者不用,可为丹家之用。或端午日,或小暑日,俱可采,连根置透风处阴干。忌铁。《毛诗》曰:中谷有蓷。益母也。又云:臭秽,即茺蔚也。

当归 七钱。

赤芍 六钱。

南木香 五钱。

右为细末,炼蜜丸如弹子大。每服一丸,好酒、童便各半钟化下。或作小

---

1 便:此下有"暖"字,当衍,据《证类本草》卷十三"山茱萸"条删。

2 杜仲:原脱。据打老儿丸原方组成及此后炮制法补此药。

3 本方……附于后:据文义,此条注文与下之方名后注文互乙,今乙正并补附方数。

丸亦可。若仓卒求合，只生取益母草汁，入蜜少许，服之甚效。用此草，胎前无滞，产后无虚，故名益母。

治胎动不安，下血不止及腹痛，或作声音。温米饮下。

胎前一切难产，横生不顺，子死腹中，胀满不下，心痛心闷，童便、酒下，或炒盐汤化下。

经不调，好酒下，或四物汤下。

临产并产后，各先用一丸，童便、酒化下，安魂定魄，气血自然调顺，诸病不生。又能破血止痛，养脉息，调经络，易产如神。

产后胞衣不下，藏府虚羸，五心烦热，败血流入胞中，胀满难出，好酒化下。

产后起卧不得安，眼前黑暗生花，或血热口干，烦躁而渴，心神昏聩如见鬼，不思饮食。伤风发热，手足麻痹，百节疼痛，薄荷汤下。

产后气壅喘嗽，胸膈不利，恶心，口吐酸水，及四肢浮肿，两胁刺痛，举动无力，温酒化下。

产后恶血未尽，留滞作块，恶露上冲，腰腹作痛，大小便闭涩，中风吐逆，失音不语，不省人事，童便酒下。

产后寒热往来，状如疟疾者，或腹痛，温米饮、桂枝汤下。

产后痢，后重血泻，枣汤下。

崩中下血，漏下不止，乌梅汤或糯米秦艽汤下。

赤白带下，胶艾汤下。

乳痈，益母为末，酒调涂乳上，一宿自瘥。或生捣烂敷上亦可。

小儿疳痢等疾，取叶以砂糖煮粥，食之取足，以瘥为度，甚佳。饮汁亦可，皆效。

附：本方加减汤名治病

益母膏　即本方去当归、赤芍、木香，单以益母草，连根茎洗净，用石臼、木杵捣烂，取汁，入砂锅内，文武火熬成膏，如黑砂糖色为度。入瓷罐内收贮。每服用二三匙，童便酒下。

治产前、产后诸病。又诸血病汤药中加一匙，其效尤速。

四物益母丸　方用当归酒洗、熟地各四两，川芎、白芍各二两，益母草八两，香附四制八两，吴茱萸汤泡二两，右为末，炼蜜丸如弹子大，每服一丸，空心酒化下。

治妇人经水不调，小腹有块时痛。

八珍益母丸　即四君子汤合四物汤,加益母草炼蜜为丸。

治女人气血两虚,脾胃俱弱,饮食少思,四肢无力,月经违期,或先期而至,或腰痛腹胀,缓而不至,或愆期不收,或断或续,或赤白带下,身作寒热,罔不获效。一月之后,即可受胎。虚甚者,用药一斤受孕。脾胃虚寒者,加姜汁炒砂仁。腹中胀闷者,加山查肉,放饭上蒸,常服,加便制[1]香附。

八珍益母十全丸　即八珍汤加益母草、角沉香。方用益母草上半截为细末、八两,人参、白术、白茯苓各一两,俱放饭上蒸;甘草炙五钱,当归二两,酒洗;川芎五钱,熟地二两,白芍醋炒一两,沉香四钱。右为极细末,炼蜜丸桐子大,空心蜜汤下九十丸,食干果子压之。不善吞者,化开服尤效。冬月酒下。

治女人经水不调,气血两虚,身体素弱,服此调理。当年而经不通者,服一料即通,不调者,服一月即调。妇人素不孕者,服一月即孕。胎前间用一服,则胎固而自安。凡妊娠微觉胎动可服之,随一服自安。产后用一服,童便酒下,则无壅滞血晕之候。多服补虚治血,产后百病用之,极稳。

第三十五　苏合香丸

本方合和汤名二方,附于后。

苏合香丸方

白术土炒　青木香　朱砂研、水飞　乌犀角镑屑　沉香　诃黎勒煨、取皮　麝香　安息香用无灰酒熬膏　丁香　白檀香　荜拨　香附子以上各二两　龙脑研　熏陆香别研　苏合香油,入安息膏内各一两。

右为极细末,入研药匀和,安息香膏并炼白蜜丸如梧桐子大。每服四丸,老人小儿一丸:

治男妇中风,卒然昏倒不知人,或痰涎壅盛,咽喉作声,或口眼歪斜等证,用姜汁白汤,或合青州白丸子下。

吴山甫曰:病人初中风,喉中痰塞,水饮难通,非香窜不能开窍,故集诸香以利窍;非辛热不能通塞,故用诸辛热为佐使。犀角虽凉,凉而不滞;诃梨虽涩,涩而生津。世人用此方于初中风之时,每每取效。丹溪谓辛香走散真气,

---

1　便制:此指童便炮制。

又谓脑、麝能引风入骨，如油入面，不可解也。但可用之以救急，慎毋令人多服也。○附**青州白丸子**方：半夏去皮脐、生用，七两；天南星生用，三两；白附子生用，二两；川乌头去皮脐，生用，半两。右捣罗为细末，以生绢袋盛于井花水内，摆出。摆未出者，更以手揉之令出。如有渣，更研，再入绢袋摆尽为度。放瓷盆中，日中晒，夜露至晓，弃水，别用井花水搅，又晒至来日早，再换新水搅。如此，春五日、夏三日、秋七日、冬十日，去水晒干，候如玉片，碎研。以糯米粉煎粥清为丸，如绿豆大。常服二十丸，生姜汤下。

大人、小儿伤风咳嗽，葱、姜汁、白汤下。破伤风，因皮肉曾有破伤处，风从疮口入，其证项强，牙关紧急，状如发痉，又似产后角弓反张，防风散调下。○附**防风散**：秦艽、独活、麻黄、半夏、防风各二两，升麻、防己、白术、石膏煅、白芍、黄芩、甘草、当归、远志、人参各一两。

中寒，身体强直，口禁不语，或四肢战掉，或洒洒恶寒、翕翕发热，或卒然眩晕，身无汗者，酒调下。

中暑，面垢闷倒，昏不知人，冷汗自出，手足微冷，或吐或泻，或喘或满，切不可以冷水及用十分冷剂，合来复丹末，白汤调下。○**来复丹**方：硝石一两，硫黄透明者一两，共为末，瓷器内微火炒，用柳篦搅。不可火太过，恐伤药力。再研极细。太阴玄精石研飞一两，五灵脂水澄过、去砂石晒干，一两；青皮、陈皮去白，各二两。右为末，醋糊为丸如豌豆大。

伤暑自汗，手足厥冷，六和汤调下。○**六和汤**方：砂仁、半夏、杏仁去皮尖、人参、甘草炙，各一两；赤茯苓、藿香、白扁豆、姜汁略炒、木瓜各二两，香薷、厚朴姜制各四两，用姜三片、枣一枚，煎。

伤暑，遂极饮以冷水，致暑毒留结心胸，精神昏愦，语言不出，香薷汤化下。盖中伤暑毒，阳外阴内，隔绝不通。诸方皆用极香、极臭之物，能通窍故也。○**香薷汤**方：白扁豆炒、茯神、厚朴姜汁炒各一两，香薷二两，炙甘草半两。

中气，因七情内伤，气逆为病，痰潮昏塞，牙关紧急。但七气皆能使人中，因怒而中尤多。中气之状，大略与中风同。用姜汤调下。

中恶，忽然手足厥冷，肌肤粟起，头面青黑，精神不守；或错言妄语，牙关紧急，姜汤调下。

鬼魅，温酒下。

梦与鬼交，温酒下。

霍乱，欲吐不吐，欲泻不泻，心腹缠扰，痛不可忍，上下不通，言语不定，先以盐汤探吐，后以姜汤调吞来复丹。来复丹方，见本方中暑条[1]下。

霍乱吐泻，胸痞腹疠，气不升降，甚则手足厥逆，冷汗自出，或泻而不吐，或吐而不泻，或吐泻不透，姜汤调下。

霍乱，因夏月多食瓜果，及饮冷乘风，以致食留不化，因食成痞，隔绝上下，遂成霍乱。六和汤倍藿香，煎汤下。○六和汤方见本方伤暑条下。

痢疾初发，不问赤白，里急后重，白汤化吞感应丸：○附**感应丸**方：百草霜二两，丁香一两半，杏仁肥大者，双仁者不用，一百四十粒，汤浸一宿，去皮尖别研；白木香二两半，川干姜炮制一两，肉豆蔻二十个，巴豆七十个，去心皮、膜，研细，出尽油如粉，共为末。另用好蜡六两，熔化作汁，以重绵滤去滓，以好酒一升，于银石器内煮蜡熔数沸，倾出，候酒冷，其蜡自浮，取蜡四两。凡修合，春夏用清油一两，秋冬一两半，于铫内熬，令末散香熟，下前蜡，同化作汁，就锅内乘热拌和药末，为丸如绿豆大。每服五七丸，加至十五丸，空心白汤下。

泻而腹痛，有积或无积，五苓散加木香七分，或六和汤加木香五分，煎汤调下。○**五苓散**方：赤茯苓、白术、猪苓各一钱半，泽泻二钱半、肉桂一钱。○六和汤方，见本方伤暑条下。

泻而渴兼作，未透者，白汤化吞来复丹。○来复丹方，见本方中暑条下。

瘴疟寒热，兀兀欲吐不吐，胸膈痞闷，姜汤化下，出微汗。

痞、痃癖，白酒下。

腹痛，或因寒热，或因暑湿，或因饮食饥饱，藿香正气散加木香煎汤化下。○**藿香正气散**方：大腹皮、白芷、紫苏、茯苓各一两，半夏、白术、陈皮去白、厚朴、桔梗各二两，藿香三两，甘草炙二两半，姜、枣煎，去滓服。

腹痛游走心腹间，攻刺上下，隐若雷鸣。或已成积，或未成聚，以全蝎四个，劈开，煎汤调下。

干腹痛，六和汤下。○六和汤方，见本方伤暑条下。

积冷心脾痛，及一切前后心痛，姜汁和酒下。

闪脞，跌扑损伤者，恶血停滞，酒下。

跌扑损伤，吐血，黑神散合小乌沉汤，童便调下。○**黑神散**方：黑豆炒去皮半升，熟地黄酒浸，当归酒洗，肉桂、干姜炒黑，甘草炙，芍药、蒲黄各四两。右为末。○**小乌沉汤**方：乌药去心十两，甘草炙一两，香附焙去皮二十两。

1　条：原作"调"，乃"条"之音误，因改。下同径改。

恶血渗入胃中，以致吐血，黑神散合小乌沉汤，童便调下。

脚气冲心痛，合蓖麻子肉，捣贴足心。

治传尸骨蒸劳瘵。

治丁肿。

治狐狸[1]等疾。

治产后中风。

小儿吐泻惊疳，先以火焙此药，然后用生姜、葱白自然汁化开，白汤下。

治小儿卒中恶毒，心腹刺痛。

小儿锁肛，由胎中受热毒壅盛，结于肛门，大小便不通，急用金银玉簪，看其端的处，探入二寸许，以药作条二寸，插入谷道中，粪出为度。

治小儿痫病，其候瞪眼直视，面目牵引，口噤流涎，腹胀，手足抽掣，似死似生，或声或哑，或项背强直，四肢柔弱，时发时醒，以平和气血药调下。

附：本方合和汤名治病

吐泻、黄疸　**万安膏**　即本方合平胃散。治小儿吐泻、黄疸。○**平胃散**方：苍术八钱，厚朴、陈皮各五钱，甘草二钱。

中风、膈噎　**苏青丸**　即本方合青州白丸。治中风。又治膈噎。○青州白丸方，见本方中风条下。

第三十六　牛黄清心丸

牛黄清心丸方

牛黄研，一两二钱　麝香研　羚羊角末　龙脑研，各一两　当归去芦　防风去苗、又枝　黄芩　白术　麦门冬去心　白芍药各一两半　柴胡去苗，一两二钱半　杏仁去皮尖并双仁者，麸炒黄，别研　阿胶碎炒　大豆卷碎炒，各壹两柒钱半　白茯苓去皮　桔梗　芎䓖各一两二钱半　肉桂去粗皮　蒲黄炒　神曲研，炒　人参去芦，各二两半　雄黄捌钱，飞研　甘草五两　白敛　干姜各柒钱半　犀角贰两　金箔壹千贰百片，内四百片为衣　大枣一百枚，蒸熟，去皮核，研乱成膏　干山药柒两

1　狐狸：古代指狐狸鬼魅所致恐怖狂癫、风邪恶怪一类的疾病。

右除枣、杏仁、金箔、二角及牛黄、脑、麝、雄黄四味外，为细末，入余药共和匀，炼蜜同枣膏等为丸，每丸一钱，用金箔为衣，每服一丸，食后温水化下。

治心志不足，神气不定，惊恐颠狂，谵妄，虚烦少睡。

治心风怔忡，忘言失志。

治小儿诸风，狂乱惊痫，痰涎壅塞，精神昏聩。

第三十七　抱　龙　丸

本方加减汤名一方，附于后。

抱龙丸方　抱者，保也；龙者，肝也。肝应东方木，木生火。谓我生者，父母也。肝为心之母，母安则子安。况心藏神，肝藏魂，神魂既定，则惊从何生？故曰抱龙。

人参去芦　茯苓各一钱半　天竺黄二钱半　麝香五分　牛黄二分　雄黄一钱半　姜蚕三分　钩藤一两半　辰砂一钱二分　牛胆南星八钱

右为细末，用甘草四两，煎膏，和丸芡实大。金箔为衣，阴干藏之。葱白煎汤，或薄荷汤下。

痰壅甚者，生姜汤下。

心悸不安，灯心汤入珍珠粉一分下。

治小儿诸惊。

治四时感冒。

治瘟疫邪热，烦躁不宁。

治痰嗽气急。

治痘初出热甚，发惊，痰涎壅盛。

治痘后热不除，忽作搐，小便清者可治，短少者不可治。

治痘后卒然喜睡，状如眩晕，身无热，口中无妄语，乃正气未复，故邪退而喜睡。以此调理。

治痘后昏昧不识人。口中妄言如祟状。此热移于心胞络也。以此调理。

治痘后多食脾弱，不能胜谷，调之。食蒸发搐，其人必潮热，大便酸臭，秘、泄不调，或呕吐腹痛者。

治痘后忽作瘾疹，或再出肤疹而愈，后以此调理。

治小儿变蒸，身上温温壮热，上唇头起白泡珠，如鱼目。耳、尻音跻俱冷，目无光彩，微欲惊而不乳哺。轻则如此，重则脉乱，壮热躁渴，夜啼，伤寒相似。或自汗盗汗。

附：本方加减汤名治病

五味抱龙丸方

天竺黄五钱。此竹内所生，如黄土，焚其竹而取之。广东及广西多有之　牛胆南星一两　辰砂水飞　雄黄各一钱五分　麝香一钱

右为极细末，甘草煎膏为丸，如芡实大，灯心汤、薄荷汤，或姜葱汤下。

治小儿一切诸病。

第三十八　活　络　丹

活络丹方

白花蛇蕲州者，酒浸，焙　乌梢蛇酒浸，焙　麻黄去节　官桂去粗皮　羌活　川芎　甘草炙　草豆蔻　天麻　白芷　两头尖即南白附子。去皮，酒浸，微炒　零陵香　黄连　熟地黄　黄芩　何首乌酒浸。忌铁　大黄　木香各二两　细辛　赤芍药　没药　淡竹叶　朱砂研，水飞　乳香另研　丁香　白僵蚕炒　虎骨酥炙　玄参忌铜　龟板　人参　乌药　黑附子炮去皮脐　青皮　香附　茯苓　安息香另研　白术　白豆蔻　沉香　破故纸各一两　松香　威灵仙酒浸　全蝎　干葛　当归各半两　麝香　地龙去土　乌犀角各五钱　血竭　防风一两　冰片一钱半

右为极细末，炼蜜为丸，重一钱五分，金箔为衣。临卧空心细嚼，温酒、茶任下。一方无白花蛇、零陵香、黄连、地黄、虎骨、龟板、乌药、安息、青皮、白蔻、故纸、茯苓、白术、松香。

治风湿诸痹，筋骨疼痛，口眼歪斜，半身不遂，行步艰难，筋脉拘挛。

头痛，茶下。

卒中风，好酒下。

产后暗风，酒下。

破伤风，酒下。

第三十九　史国公药酒

仙传史国公浸酒良方

当归三两　虎胫骨酥炙　羌活　川萆薢　防风各二两　秦艽去芦,四两　鳖甲醋炙,一两　牛膝肉酒浸二两　油松节槌碎,三两　晚蚕沙炒,二两　枸杞子五两　干茄根八两,饭上蒸熟　苍耳子槌碎,四两　白术[1]去芦,二两　川杜仲姜酒炒,三两。一方加白花蛇二两。

右细剉,用无灰酒一大坛,将生绡袋盛药,悬浸于酒内,封固,过十四日,将坛入锅,悬空着水煮,令坛内滚响,取出埋入土内三日,去火毒。每开坛取酒,不可以面对坛口,恐药气冲伤人面目。每饮一盏,毋令药力断绝。饮尽病痊,将药渣晒为末,米糊丸桐子大,每服八十丸,空心温酒下。忌食动风、辛热之物。此药可以常服。

治一切诸风、五痹,左瘫右痪[2],口眼㖞斜,四肢冷痛,七十二般风,二十四[3]般气,其效不可尽述。

1　白术:此前原有"加"字。据《医方考》卷一"史国公药酒",此字当衍,删之。

2　左瘫右痪:原作"左痪",据《古今医统大全》"仙传史国公浸酒方"改。

3　二十四:原作"一一四",据《古今医统大全》"仙传史国公浸酒方"改。

卷 之 九

用 药[1] 目 录[2]

---

[1] 用药：原无，据下文卷首题名补。

[2] 目录：本卷目录与正文差异甚大，所缺标题甚多，却另有"伤寒用药、杂病用药、泻火药品、妊娠伤寒药、治痰药例、治风药例、寒药治例、治湿药例、治燥药例"诸目，故以下不逐条校勘。

用药寒温相得旧[1]论

伤寒用药

杂病用药

泻火药品

各经引使主治药

妊娠伤寒药

治痰药例

治风药例

寒药治例

治湿药例

治燥药例

十八反

十九畏

妊娠禁

1　旧：原无，据正文补。

卷之九

用药

秣陵求如王良璨玉卿氏编次

京口　　王化淳甫　　助梓

用药寒温相得旧论

麻黄得桂枝则能发汗。

芍药得桂枝则能止汗。

黄耆得白术则止虚汗。

防风得羌活则治诸风。

苍术得羌活则止身痛。

柴胡得黄芩则寒。

附子得干姜则热。

羌活得川芎则止头痛。

川芎得天麻则止头眩。

干姜得天花粉则止消渴。

香薷得白扁豆则消暑。

黄芩得连翘则消毒。

桑白皮得苏子则止喘。

杏仁得五味则止嗽。

丁香得柿蒂、干姜则止呃。

干姜得半夏则止呕。

半夏得姜汁则回痰。

贝母得瓜蒌则开结痰。

桔梗得升麻则开提血气。

枳实得黄连则能消心下痞。

枳壳得桔梗则能使胸中宽。

知母、黄柏得山栀则降火。

豆豉得山栀则治懊恢。

辰砂得肉枣则安神。

白术得黄芩则安胎。

陈皮得白术则补脾。

人参得五味、麦冬则生肾水。

香附得苍术则开郁结。

草果得山查则消肉食。

厚朴得腹皮则开膨胀。

神曲得麦芽则能消食。

乌梅得干葛则消酒。

砂仁得枳壳则宽中。

木香得姜汁则散气。

乌梅得香附则顺气。

芍药得甘草则治腹痛。

吴茱萸得良姜则亦止腹痛。

乳香得没药则止诸痛。

芥子得青皮则治胁痛。

黄芪得附子则补阳。

知母、黄柏得当归则补阴。

当归得生地则生血。

姜汁得京墨则止血。

红花得当归则治血。

归尾得桃仁则破血。

大黄得芒硝则润下。

皂荚得麝香则通窍。

诃子得肉果则止泻。

木香得槟榔则治后重。

泽泻得猪苓则能利水渗泻，得白术则能收湿。

发汗用麻黄，无葱白不透。

吐痰用瓜蒂，无豆豉不涌。

去实热用大黄，无枳实不通。

温经用附子，无干姜不热。甚则以泥清水加葱白煎之。

竹沥无姜汁，不能行经络。

蜜导无皂角，不能通秘结。

非半夏、姜汁，不能止呕吐。

非人参、竹叶，不能止虚烦。

非天花粉、干葛，不能消渴、解肌。

非黄耆、桂枝，不能实表、止虚汗。

非茯苓、白术，不能去湿助脾。

非茵陈不能除黄疸。

非枳壳不能除痞满。

非羌活不能治四时感冒身疼。

非干姜、白术，不能燥太阴脾土寒湿。

非附子不能温润少阴肾水寒燥。

非芍药、甘草，不能滋养厥阴肝木荣血。

非甘遂不能除水结在胸膈。

非射干不能除老血在心脾。

非凌霄花不能除血中之痛。

非瓜蒌根不能除心中枯渴。

非朱砂不能除心中之热。

非天雄不能补上焦之阳虚。

非苁蓉不能除茎中寒热痛及腰痛与痢。

非玄参不能除空中氤氲之气、无根之火。

非干葛不能升阳生津、除脾虚作渴。

非升麻不能为引用，能补脾胃。

非酒芩不能除上部积血。下利脓血稠黏，腹痛后重，身热久不止者，与芍药、甘草同用。

桔梗得牡蛎、远志，疗恚怒；得硝石、石膏，疗伤寒。

砂仁与白檀、豆蔻为使，则入肺；与人参、益智为使，则入脾；与黄柏、茯苓为使，则入肾；与赤石脂、白石脂为使，则入大小肠。

当归同人参、黄芪则补血；同牵牛、大黄则破血；从桂、附、苁蓉则热；从大黄、芒硝则寒。与酒蒸则治头痛。

黄芩得厚朴、黄连，治腹痛；得五味、牡蒙、牡蛎，令人有子。得黄耆、白敛、赤小豆，疗鼠瘘。

天门冬用人参、黄耆为主，治血热侵肺喘促。

麦门冬得人参、五味、枸杞，同为生脉之剂；得地黄、麻仁、阿胶，润经益血，复脉通心。

款冬花得紫菀、杏仁为之使，治喘嗽。

厚朴与枳实、大黄同用，则泻实满；与陈皮、苍术同用，则泻湿满；与解利药同用，则治伤寒头痛；与痢药同用，则厚肠胃。

丁香与五味子、广茂同用，则治奔豚。

枳实佐之以人参、干姜、白术，则益气；佐之以大黄、牵牛、芒硝，则破气。

生姜与芍药同用，温经散寒；与大枣同用，益脾胃。

干姜用生甘草缓之，则不耗散元气以散里寒。与五味子同用温肺，与人参同用温胃。

紫石英得茯苓、人参、芍药，疗心中结气。得天雄、菖蒲，共疗霍乱。

牛黄得当归、芍药、白芷、川芎、丹皮、藁本、甘草，共疗妇人。得决明、鲤鱼胆、青羊肝，共疗目。

白芍与白术同用则补脾，与川芎同用则泻肝，与人参、白术同用则补气。

豆豉得葱则发汗，得盐则发吐，得酒则治风，得薤则治痢，得蒜则止血，炒热则止汗。

牡蛎以柴胡引之，去胁下硬；以茶引之，消结核；以大黄引之，除股间肿；地黄为之使，能益精收涩，又止小便。

黄耆得防风，其功愈大。虽与防风相制，乃相畏而相使。

香附与巴豆同治泄泻不止，又能治大便不通。

甘草热药用之缓其热，寒药用之缓其寒。

人参非升麻为引用，不能补上升之气。若补下焦元气，泻肾中火邪，茯苓为之使。

苏木与防风同用则去风。

陈皮有甘草则补肺，无甘草则泻脾。

牵牛以气药引之则入气分，以大黄引之则入血分。

滑石无甘草和之勿用。

熟附配麻黄，发中有补；生附配干姜，补中有发。

随证治病药品

　　如头痛须用川芎，如不愈各加引经药。太阳头痛，恶风寒，川芎为主。少阳头痛，脉弦，往来寒热，柴胡为主。阳明头痛，自汗发热，恶寒，白芷为主。太阴头痛，必有痰，体重，或腹痛，为痰痛，半夏为主。少阴头痛，手三阴三阳经不流行而足寒气逆，为寒厥头痛，细辛为主。厥阴头痛，顶痛，脉微浮缓，欲入太阳，川芎为主。气虚头痛，黄耆为主。血虚头痛，当归为主。气血俱虚头痛，黄耆、当归为主。

　　头顶巅痛，须用藁本。

　　肢节痛，须用羌活；去风湿亦用。

　　腹痛须用白芍，恶寒而痛，加桂；恶热而痛，加黄柏。

　　心下痞，须用枳实、黄连。

　　肌热及去痰者，须用黄芩。肌热亦用黄耆。

　　腹胀，用姜制厚朴。一本有芍药。

　　虚热，须用黄耆；止虚汗亦用。

　　胁下痛，往来潮热，日晡潮热，用柴胡。

　　脾胃受湿，沉困无力，怠惰好卧，去痰，用白术。

　　破滞气用枳壳，高者用之。夫枳壳者，损胸中至高之气，二三服而已。

　　破滞血，用桃仁、苏木。

　　补血不足，须用甘草。

　　去痰须用半夏。热痰加黄芩，风痰加南星。胸中寒痰痞塞，用陈皮、白术，多用则泻脾胃。

　　腹中窄狭，须用苍术。

　　调气须用木香。

　　补气须用人参。

　　和血须用当归。凡血受病者皆用。

　　去下焦湿肿及痛，并膀胱有火邪者，必须用酒洗防己、草龙胆、黄蘗、知母、苍术。

　　去上焦湿及热，须用黄芩。泻肺火故也。

去中焦湿与痛热，用黄连。泻心火故也。又云：去湿与热，须用黄芩、山栀为主。

去滞气用青皮，勿多服，多则泻人真气。

如渴者用干葛、茯苓、黄芩，禁半夏。

如嗽者，用五味子。

如喘者用阿胶。

如宿食不消，须用黄连、枳实。

如胸中烦热，须用栀子仁。

如水泻，须用白术、茯苓、芍药。

如气刺痛，用枳壳，看何部分，以引经药导使之行则可。

如血刺痛，用当归，详上下用根、梢。

如疮痛不可忍者，用寒苦药。如黄蘗、黄芩，详上下用根、梢，及引经药则可。

如眼痛不可忍者，用黄连、当归根，以酒浸煎。

如小便黄者，用黄蘗。数者、涩者，或加泽泻。

如腹中实热，用大黄、芒硝。

如小腹痛，用青皮。

如茎中痛，用生甘草梢。

如惊悸恍惚，用茯神。

如饮水多，致伤脾，用白术、茯苓、猪苓。

如胃脘痛，用草豆蔻。

凡解利伤风，以防风为君，甘草、白术为佐。《经》云：辛甘发散为阳。风宜辛散，防风味辛，及治风通用。故防风为君，甘草、白术为佐。

凡解利伤寒，以甘草为君，防风、白术为佐，是寒宜甘发也。或有别症，于前随证治病药内，选用分两，以君臣论。

凡眼暴发赤肿，以防风、黄芩为君以泻火，以黄连、当归根和血为佐，兼以各经药用之。

凡眼久病昏暗，以熟地、当归根为君，以羌活、防风为臣，甘草、甘菊之类为佐。

凡痢疾腹痛，以白芍药、甘草为君，当归、白术为佐。见血先后，以三焦热论。

凡水泻，以茯苓、白术为君，芍药、甘草为佐。

凡诸风，以防风为君，随证治病为佐。

凡嗽，以五味子为君，有痰者以半夏为佐，喘者以阿胶为佐，有热、无热，以黄芩为佐，但分两多寡不同耳。

凡小便不利，黄蘗、知母为君，茯苓、泽泻为佐。

凡下焦有湿，草龙胆、防己为君，甘草、黄蘗为佐。

凡痔漏，以苍术、防风为君，甘草、芍药为佐。详别证加减。

凡诸疮，以黄连、当归为君，甘草、黄芩为佐。

凡疟疾，以柴胡为君，随所发时所属经分用引经药佐之。

疟久者，须用白豆蔻，以寒药佐之。盖豆蔻能消能磨，流行三焦，补上焦元气。馨香之气味，上行胃气而自愈矣。治疟全在水饮者，清瘀血，惟水饮所以作寒热，瘀血所以增寒热。寒热不歇，为疟之母。有汗以挟正气为主，无汗以散邪气为主。在阴分须用红花。方用二陈，加枳实、枳壳、猪苓、泽泻、柴胡、黄芩、苍术、曲、麦芽、山查、香附、木通、川芎、荆芥。有癖加三棱，无汗加青皮、紫苏。有汗泄泻加白术。暑毒加香薷。人壮气实，加常山、草果。无内热而里寒者，加肉桂、干姜。

治 气 药 品

枳壳利肺气，多服损胸中至高之气。

青皮泻肝气，多服损真气。

木香行中、下焦气。

香附快滞气。

陈皮泻逆气。

紫苏散表气。

厚朴泻卫气。

槟榔泻至高之气。

藿香之馨，上行胃气。

沉香升降真气。

脑、麝散真气。

治喘药品

老弱人久病气虚而喘,宜阿胶、人参、五味子补之。

少壮新病气实而喘,宜桑白皮、葶苈泻之。

凡喘,气虚短气而促,不能相续,宜人参、黄耆补之。

喘嗽伤肺,须用阿胶。

食积壅滞气喘,半夏、瓜蒌、山查、神曲、竹沥、姜汁之类。

治血药品

川芎,血中之气药。

当归乃血中之主药。

芍药,阴分药。

血滞者,桃仁、红花、苏木、血竭、丹皮。

血崩者,蒲黄、阿胶、地榆、百草霜、棕榈灰之属。

血痛者,乳香、没药、五灵脂、凌霄[1]花之属。

血虚者,苁蓉、锁阳、牛膝、枸杞子、益母草、夏枯草、败龟板之属。

血燥者,奶酪、血液之属。

血寒者,干姜、肉桂之属。

血热者,生地、苦参之属。

呕血出于胃也,实者犀角、地黄、牡丹、芍药之属。

衄血出于肺也,犀角、升麻、栀子、黄芩、芍药、生地、紫参、丹参、阿胶之属。

咯、唾血出于肾,痰中带血丝是也。天门、麦门、知母、贝母、桔梗、百部、黄柏、远志、熟地黄之属。

痰涎血出于脾也。干葛、黄耆、当归、芍药、黄连、甘草、沉香之属。

吐血,觉胸中气塞,上吐紫血,桃仁、大黄、厚朴、枳壳、芒硝之属。

血积瘀血,干漆、桃仁、丹皮、榆皮之属。甚者大黄、虻虫、水蛭、瓦垄子、花蕊石之属。

---

1 霄:原脱,据文义补。

治诸积药品

食积，酸心腹满，大黄、牵牛。甚者礞石之属。

酒积酒癖，口干目黄，干葛、黄连、麦芽、神曲、硼砂、雄黄。甚者甘遂、牵牛之属。

气积，噫气痞塞，木香、槟榔。甚者，枳壳、牵牛之属。

治 痰 药 品

痰在四肢，非竹沥不能达。

痰在胁下，非芥子不能除。

痰在皮里膜外，非姜汁、竹沥不能导。

热痰火痰，用青黛、芩、连、天花粉，实者滚痰丸。

老痰，用海石、瓜蒌、贝母。

风痰，用南星、白附子。

湿痰，用白术、苍术、半夏。

食积痰，用神曲、山查、麦芽。

酒痰，用天花粉、黄连、白术、神曲。

痰因火动逆上，治火为先。白术、黄芩、石膏之属。中气不足，加苍术。

痰结核在咽喉，咯唾不出，化痰药加减，能软坚之味，瓜蒌、杏仁、海石、连翘，佐以朴硝、姜汁。

海粉，热痰能清，湿痰能燥，坚痰能软，顽痰能消，可入丸药，亦可入煎药。

南星，治风痰、湿痰。

半夏，大治湿痰，喘气，心痰。

石膏，坠痰火极效。

黄芩，治热痰，假其下火也。

枳实，去痰有冲墙倒壁之功。

五倍子，能治老痰。

天花粉，治热痰、酒痰。又治膈上热痰。

玄明粉，治热痰、老痰速效，能降火软坚故也。

硝煅礞石，大能消痰结，降火，研细末，和白糖，置手心，舌舐服，甚效。

苍术，治痰饮成窠囊，行痰极效。又治痰挟瘀血成窠囊。

痰积唾涕稠粘，半夏、瓜蒌之类。甚者吐之，瓜蒂之属。

石碱[1]，去痰积，涤洗垢腻有功。

礞石、海石，治痰积。

痰癖胁痛，厚朴、枳实、青皮、芒硝、泽泻。甚者，甘遂、芫花。

涎积，咽如拽锯，朱砂、腻粉、雄黄、明矾，甚者瓜蒂。

治 火 药 品

虚火宜补，参、术、生甘草之属。

实火可泻，黄连解毒之属。

火急甚者，生甘草，兼泻、缓。

补阴则火自降，炒柏、熟地之属。

饮食劳倦，内伤元气，为阳虚之病，参、耆、甘草之属。

阴微阳强，相火炽盛，为阴虚之病，当归、地黄之属。

心火亢[2]极，郁热内实，为阳强之病，大黄、朴硝之属。

肾水受邪，真阴失守，无根之游火炽，为阴虚之病，生地、玄参之属。

命门相火衰，为阳脱之病，附子、干姜之属。

胃虚，过食冷物，遏郁阳气于脾土，为火郁之病，升麻、葛根、柴胡、防风之属。

胸中烦热，用栀子、黄连；虚热，参、耆、麦冬、茯神、芍药、竹叶、竹茹。

阴虚发热，四物汤加炒柏、知母。为丸，即坎离丸。甚者加龟板，兼气虚加参、耆、术。

肥白人，火药中必兼痰火药，白术、茯苓、南星、半夏、滑石之属。

瘦黑人有热，必兼血药，当归、桃仁、牛膝之属。

1　石碱："碱"，原作"减"。药无"石减"，当为"石碱"之误。此药烧草木灰淋取碱汁而成。

2　亢：原误作"元"，乃"亢"之形误，据文义改。

阳虚则恶寒，参、耆之类，甚者加附子，以行参、耆之滞。

渴而小便不利，热在上焦气分，肺主之，宜茯苓、泽泻、琥珀、灯心、通草、车前子、瞿麦、扁蓄之类，而清肺之气，泻其火，滋上源也。

不渴而小便不利，热在下焦血分，肾与膀胱主之，宜知母、黄柏、滋肾丸之类，除其热、泻其闭塞，以滋膀胱肾水之下元也。

治 郁 药 品

心郁，神气昏昧，心胸微闷，主事健忘，当用黄连、菖蒲、香连丸之类。

肝郁，两胁微胀，或时刺痛，嗳气连连有声，宜用青皮、川芎、吴茱萸、左金丸之类。○**左金丸**：黄连六两、吴茱萸一两，粥丸。

脾郁：中脘微满，生涎，少食，倦怠嗜卧，四肢无力，宜用青皮、苍术、半夏、砂仁、神曲、越鞠丸之类。又云：忧郁伤脾，不思饮食，炒黄连、酒芍、香附。○**越鞠丸**：苍术、川芎、神曲、香附子、山栀子。

肺郁：皮毛枯涩而不润，咳嗽而无痰，宜用桔梗、瓜蒌、杏仁之类。

肾郁：小腹微硬，腰腿重胀，精髓亏少，淋浊时作，不能久立，宜苍术、茯苓、肉桂、小茴香、青娥丸之类。○**青娥丸**方：破故纸四两、炒杜仲四两、炒去丝，生姜二两半，干胡桃肉三十个，研入蜜丸。

胆郁：口苦，身微潮热往来，惕惕然，如[1]人将捕之。宜竹茹、生姜、温胆汤之类。○**温胆汤**：即二陈加枳实、生姜、竹茹。

气郁：胸胁痛，脉沉涩，木香、青皮、香附为君，抚芎、橘叶为臣，槟榔、厚朴为佐使。

血郁：四肢无力，能食，便红，脉沉，桃仁、丹皮为君，玄胡为佐使。

痰郁：动则喘，寸口脉沉滑，海石、瓜蒌为君，南星、贝母为臣，香附、陈皮、玄明粉为佐使。

食郁：嗳酸腹饱，不能食，人迎脉平和，气口脉紧盛，神曲、砂仁、麦芽为君，山查子、香附子为臣，生姜、甘草为佐，陈皮、半夏为使。

湿郁：周身走痛，或关节痛，遇阴寒则发，脉沉细，苍术、茯苓为君，羌活、

1　如：原脱，据《丹溪心法》卷四"惊悸怔忡"引"戴云"补。

川芎为臣,茵陈、猪苓为佐使。

　　热郁:瞀闷,小便赤,脉沉数,黄连、山栀子为君,青黛、条苓为臣,甘草、干葛为佐使。

饮食伤药品

　　肉伤,山查子。

　　粉面伤,神曲、麦芽。

　　生冷肉食、果子伤,草果、砂仁、青皮、枳实。

　　酒食伤,葛根、紫苏、砂仁、乌梅、枳实。

　　食后感寒、宿食不消,丁香、砂仁、荜澄茄。

　　食不消,枳实、神曲;壮热,黄连、枳实消导之。弱者,白术、陈皮、山查、麦芽、神曲,补而泻之。

诸 积 药 品

　　水积:足胫肿,商陆、泽泻。甚者甘遂、牵牛、蝎梢。

　　茶癖:干姜、吴茱、川椒、姜黄、芝麻之类。

　　癖积两胁,胀满刺痛,三棱、莪术之类。

　　米谷积:麦芽、神曲、砂仁、鸡内金。

　　肉积:硇砂、水银、阿魏、山查、硝石。

　　五菜积:丁香、桂、麝。

　　粉面积:萝卜子,姜酒下。

　　鱼鳖积:紫苏、陈皮、干姜、木香、橄榄。

　　九虫积:腹中不时作块痛,面青,口吐清水,雄黄、锡灰、芜荑、雷丸、石榴根、榧子实。

　　诸积块痃癖:海石、三棱、莪术、香附子。俱醋炒。

　　痰积,食有块,石灰能消化之。

藏府泻火药品

黄连泻心火，栀子佐之。

木通泻小肠火。

黄芩泻肺火，栀子、桑白皮佐之。

黄芩泻太阳火。

柴胡泻肝火，黄连、川芎佐之。

柴胡泻胆火，黄连佐之。

白芍泻脾火。

石膏泻胃火。

知母泻肾火。

黄柏泻膀胱火。

柴胡泻三焦火，黄芩佐之。

连翘泻六经之邪火。

玄参泻无根之游火。

青黛泻五藏之郁火。

人中白泻肝火。

黄柏加郁金，大能泻膀胱之火，又降隐伏之龙火。

妊娠伤寒药品

发热恶寒，不离桂枝、芍药。

往来寒热，不离柴胡、前胡。

大渴，不离知母、石膏、五味子、麦门冬。

大便泄，不离桂、附、干姜、白术。

大便燥结，不离大黄、黄芩。

月经适来适断，不离小柴胡。

胎不安，不离人参、阿胶、白术、黄芩。

发汗，不离豆豉、生姜、麻黄、旋覆花。

头痛，不离石膏、山栀、前胡。

伤暑头痛，不离甘草、石膏。

满闷，不离枳实、陈皮。

胎气不安，不离人参、麦门冬、黄芩。

发斑，不离黄芩、栀子、升麻。

妊娠服药禁

蚖、斑[1]、水蛭、蟅虫、虻虫、乌头、附子、侧子、天雄、野葛、水银、莴茹、巴豆、牛膝、薇衔、薏苡、猬皮、蜈蚣、三棱、代赭、芫花、麝香、大戟、蚱蝉、蛇蜕、牛黄、雌黄、雄黄、硫黄、牙硝、芒硝、鬼箭、茵草、牡丹、桂、槐花、红花、桃仁、牵牛、皂角、瞿麦、干姜、干漆、通草、半夏、南星、厚朴、槲根、茜根、赤箭、苏木、麦蘖、葵子、常山、锡粉、砒石、石蚕、硇砂、蟹甲、蝼蛄、蜥蜴、地胆、蜘蛛、茅根、蛴螬、蹲鸱、芫青、葛上亭长、乌喙、藜芦、飞生樗鸡、兔肉、犬肉、驴肉、羊肝、衣鱼、鲤鱼、蛤蟆、鳅、鳝、龟、鳖、生姜、小蒜、雀肉、马刀。

十八反

本草明言十八反，逐一从头说与君。人参芍药与沙参，细辛玄参及苦参。紫参丹参前药并，一见藜芦便杀人。白及白敛并半夏，瓜蒌贝母五般真。莫见乌头与乌喙，逢之一疾反如神。大戟芫花并海藻，甘遂已上反甘草。若还吐虫用翻肠，寻常用之都不好。蜜蜡莫与葱相睹，石决明休见云母。藜芦莫把酒来浸，人若犯之都是苦。

十九畏

硫黄原是火之精，朴硝一见便相争。水银莫与砒霜见，狼毒最怕蜜陀僧。巴豆性烈最为上，便于牵牛不顺情。丁香莫与郁金见，牙硝难合京三棱。

1　斑：原作"蝋"，无此字，即"斑"字，斑蝥简称。

川乌草乌不顺犀[1],人参又忌五灵脂,官桂善能调冷气,石脂相见便跷蹊。大凡修合看逆顺,炮爁炙煿要精微。

各经引使主治药

小肠与膀胱太阳经:藁本、羌活;下,黄柏。小肠腑 气,小茴;血,玄胡索;寒,大茴香、川乌;热,赤茯苓。膀胱腑 气,人参、益智;血,肉桂、生地黄;寒,川椒、大茴;热,滑石、山栀仁。

胃与大肠阳明经:葛根、白芷、升麻。下。石膏。胃腑 气,人参、白术;血,当归、牡丹皮;寒,干姜、胡椒、丁香;热,石膏、黄连。大肠腑 气,枳壳、木香、槟榔;血,地榆、桃仁;寒,干姜、肉豆蔻;热,黄连、槐角子。

三焦与胆少阳经:柴胡、川芎。下,青皮。胆腑 气,人参、青皮;血,当归、川芎;寒,干姜、半夏、木香;热,竹茹、山栀。

肺手太阴经:升麻、白芷、葱白。肺藏 气,人参、黄耆、桑白皮、杏[2]仁、苏子;血,当归、熟地、阿胶、蒲黄;寒,干姜、生姜;热,黄芩、石膏、天门冬、竹叶。

脾足太阴经:升麻、酒芍药。脾藏 气,人参、黄耆、白术、木香、藿香、砂仁;血,当归、人参、白芍;寒。干姜、砂仁、附子;热,甘草、白芍。

心手少阴经:独活、细辛。心藏 气,人参、麦门冬、石菖蒲;血,当归、生地、肉桂;寒,附子、天雄、桂;热,黄连、朱砂、犀角、牛黄、甘草。

肾足少阴经:独活、肉桂。肾藏 气,附子、川椒、大茴;血,熟地、桂、枸杞、杜仲;寒,同气药;热,黄柏、知母、地骨皮。

肝与心胞络厥阴经:柴胡、川芎;下,青皮。肝藏 气,木香、青皮、吴茱萸、香附;血,芍药、生地、川芎;寒,木香、桂;热,柴胡、山栀、黄连、龙胆草。心胞络 气,香附;血,川芎;寒。附子;热,黄连。

---

1 犀:原作"犁",据《珍珠囊补遗药性赋》改。

2 杏:原脱,据文义补。

卷 之 十

诸 贤 论 目 录[1]

1　目录：本卷原无目录，据前九卷体例及正文标题补。

阴阳论

血荣气卫论

气论

血论

痰论

火论

脾胃胜衰论

　　火不能生土方、泻心火亢盛方、所胜妄行方、所生受病方、所不胜乘之方

又论

　　补脾胃泻阴火升阳汤方

卷之十

诸贤论

秣陵求如王良璨玉卿氏集著

东粤　　温迪元敏之氏助梓

阴阳论 《素问》

帝曰：阴阳者，天地之道也，万物之纲纪，变化之父母，生杀之本始，神明之府也。治病必求于本，故积阳为天，积阴为地。阴静阳躁，阳生阴长，阳杀阴藏。阳化气，阴成形。天地者，万物之上下也；阴阳者，血气之男女也；左右，阴阳之道路也；水火者，阴阳之征兆也；阴阳者，万物之能始也。故曰：阴在内，阳之守也；阳在外，阴之使也。《阴阳应象大论》

清阳为天，浊阴为地。地气上为云，天气下为雨；雨出地气，云出天气。故清阳出上窍，浊阴出下窍。清阳发腠理，浊阴走五藏。清阳实四肢，浊阴归六府。水为阴，火为阳。阳为气，阴为味。味归形，形归气，气归精，精归化。形食味，故味归形；气养形，故形归气。精食气，故气归精；精化生，故精归化。精食气，形食味，化生精，气生形。

阴味出下窍，阳气出上窍。味厚者为阴，薄为阴之阳；气厚者为阳，薄为阳之阴。味厚则泄，薄则通；气薄则发泄，厚则发热。壮火之气衰，少火之气壮。壮火食气，气食少火；壮火散气，少火生气。气味辛甘发散为阳，酸苦涌泄为阴。《阴阳应象大论》

阳气者，若天与日，失其所则折寿而不彰。故天运当以日光明，是故阳因而上，卫外者也。阳气者，一日而主外。平旦人气生，日中而阳气隆，日西而阳气已虚，气门乃闭。是故暮而收拒，无扰筋骨，无见雾露。反此三时，形乃困薄。《生气通天论》

阴中有阴，阳中有阳。平旦至日中，天之阳，阳中之阳也。日中至黄昏，天之阳，阳中之阴也。合夜至鸡鸣，天之阴，阴中之阴也。鸡鸣至平旦，天之阴，阴中之阳也。故人亦应之。夫言人之阴阳，则外为阳，内为阴；言人身之阴阳，则背为阳，腹为阴。言人身藏府中之阴阳，则藏为阴，府为阳。肝、心、脾、肺、肾，五藏皆为阴，胆、胃、大肠、小肠、膀胱、三焦、六府皆为阳，所以欲知阴中之阴，阳中之阳者，何也？为冬病在阴，夏病在阳，春病在阴，秋病在阳。皆视其所在为施针石也。故背为阳，阳中之阳，心也；背为阳，阳中之阴，肺也。腹为阴，阴中之阴，肾也；腹为阴，阴中之阳，肝也；腹为阴，阴中之至阴，脾也。此皆阴阳、表里、内外、雌雄相输应也。故以应天之阴阳也。《金匮真言论》

天气通于肺，地气通于嗌，风气通于肝，风生木。雷气通于心，雷象火之有声。谷气通于脾，谷空虚，脾受纳。雨气通于肾。

六经为川，肠胃为海，九窍为水注之气。九窍之气，流通不滞，犹水之流注也。以天地为之阴阳，阳之汗，以天地之雨名之；阳之气，以天地之疾风名之。暴气象雷，风雷，阳也。人之暴逆之气，奔迫喘喝，亦象风雷之象也。逆气象阳。寒极生热，热极生寒。寒气生浊，热气生清。清气在下，则生飧泄；浊气在上，则生䐜胀。此阴阳反作，病之逆从也。

天不足西北，故西北方阴也，而人右耳目不如左明也。地不满东南，故东南方阳也，而人左手足不如右强也。曰：何以然？曰：东方，阳也。阳者其精并于上。并于上，则上明而下虚，故使耳目聪明，而手足不便也。西方，阴也。阴者其精并于下。并于下，则下盛而上虚，故其耳目不聪明而手足便也。故俱感于邪，其在上则右甚，在下则左甚。此天地阴阳所不能全也，故邪居之。《阴阳应象大论》

阴者，藏精而起亟也；阳者，卫外而为固也。阴不胜其阳，则脉流薄疾，并乃狂；阳不胜其阴，则五藏气争，九窍不通。凡阴阳之要，阳密乃固。两者不和，若春无秋，若冬无夏。因而和之，是谓圣度。故阳强不能密，阴气乃绝；阴平阳秘，精神乃治。阴阳离决，精气乃绝。《生气通天论》

血荣气卫论

人之一身，所以得全其性命者，气与血也。盖气取诸阳，血取诸阴。人生之初，具此阴阳，则亦具此血气。血气者，乃人身之根本。夫[1]血何以为荣？荣行脉中，滋荣之义也。气何以为卫？卫行脉外，护卫之义也。然则荣与卫，岂独无所自来哉？曰：人受谷气于胃，胃为水谷之海，灌溉经络，长养百骸，而五脏六腑皆取其气，故清者为荣，浊者为卫。荣卫二气，周流不息。一日一气，脉行五十度。平旦以来，复会于气口，所谓阴阳相贯，如环之无端则是。二气者，常相随而不相离也。夫惟血荣气卫常相流通，则何病之有。一有窒碍，百病由此而生。

1　夫：原作"乎"，据文义，此当为同音之"夫"字，因改。

故气之为病，发为怒、喜、悲、恐、寒、热、惊、思、劳、聚，而为积痞、疝瘕、癥癖。上为头旋，中为五膈，下为脐间动气。或喘促，或咳噫。聚则中满，逆则足寒。凡此诸疾，气使之然也。

血之为患，其妄行则吐衄，其衰凋则虚劳。蓄之在上，其人亡；蓄之在下，其人狂。逢寒则筋不荣而挛急，挟热则毒内瘀而发黄。在小便者为淋痛，在大便者为肠风。其于妇人月事进退，漏下崩中，病症犹不一。凡此诸疾，皆血使之然也。

夫血者，譬则水也；气者，譬则风也。风行水上，有血气之象也。盖气者血之帅[1]也，气行则血行，气止则血止。气温则血滑，气寒则血凝。气有一息之不运，则血有一息之不行。病出于血，调其气犹可以导达病原于气。区区调血，又何加焉？故人之一身，调气为上，调血次之，是亦先阳而后阴之义也。若夫血有败瘀，滞泥乎诸经，则气之道路未免有所壅遏。又当审所先而决去之。《经》所谓先去其血，而后调之，又不可不通其变矣。然调气之剂，以之调血而两得；调血之剂，以之调气[2]则乖张。如木香，如官桂，如细辛，如厚朴，以至乌药、香附、莪术、三棱之类，治气可也，治血亦可也。若以当归、地黄辈论之，施之血证，无以逾此。然其性缠滞，有亏胃气。胃气既亏，则五脏六腑之气亦馁矣。善用药者，必酌其轻重而佐助之。

气　论

夫天地之气，常则安，变则病，而况人禀天地之气，五运迭侵于外，七情交战于中，是以圣人啬气，如持至宝；庸人投物而反伤太和。此轩岐所以论诸痛皆因于气，百病皆生于气，遂有九气不同之说。气本一也，因所触而为九：怒、喜、悲、恐、寒、热、惊、思、劳也。其言曰：怒则气逆，甚则呕血及飧泄，故气逆上矣。喜则气和志达，荣卫通利，故气缓矣。悲则心系急，肺布叶举而上焦不通，荣卫不散，热气在中，故气消矣。恐则精却，却则上焦闭，闭则气还，还则下焦胀，故气不行矣。寒则腠理闭，气不行，故气收矣。热则腠

1　帅：原作"师"，据《仁斋直指方论》改。
2　气：原作"之"，据上文文义改。

理开，荣卫通，汗大出，故气泄矣。惊则心无所倚，神无所归，虑无所定，故气乱矣。劳则喘息汗出，内外皆越，故气耗矣。思则心有所存，神有所归，正气留而不行，故气结矣。凡见喜、怒、悲、思、恐之证，皆以平心火为主。至于劳者，伤于动。动便属阳。惊者骇于心，心便属火，二者亦以平心火为主。捍卫冲和，不息之谓气；扰乱妄动，变常之谓火。气本属阳，反胜则为火矣。五志过极，皆为火也。若香辛燥热之剂，但可劫滞气，冲快于一时。以其气久抑滞，借此暂行开发之意。《内经》虽云"百病皆生于气"，以正气受邪之不一也。

今七情伤气，郁结不舒，痞闷壅塞，发为诸病，当详所起之因，滞于何经，上下部分藏气之不同，随经用药，有寒热温凉之同异。若枳壳利肺气，多服损胸中至高之气；青皮泻肝气，多服损真气，与夫木香之行中下焦气，香附之快滞气，陈皮之泄逆气，紫苏之散表气，厚朴之泻卫气，槟榔之泄至高之气，藿香之馨上行胃气，沉香之升降真气，脑、麝之散真气。若此之类，气实所宜。其中有行散者，有损泄者，其过剂乎用之，能却气之标而不能制气之本，岂可又佐以燥热之药，以火济火混同，谓治诸气使之，常多服可乎？气之与火，一理而已。动静之变，反化为二。丹溪曰：气有余便是火。

血　　论

刘宗厚曰：《经》云：荣者水谷之精也。和调五脏，洒陈六府，乃能入于脉也。源源而来，生化于脾，总统于心，藏受于肝，宣布于肺，施泄于肾，灌溉一身。目得之而能视，耳得之而能听，手得之而能摄，掌得之而能握，足得之而能步，脏得之而能液，府得之而能气。是以出入升降，濡润宣通者，由此使然也。注之于脉，少则涩，充则实，常以饮食日滋，故能阳生阴长，取汁变化而赤为血也。生化旺，则诸经恃此而长养。衰耗竭则百脉由此而空虚。故曰：血者，神气也。持之则存，失之则亡。是知血盛则形盛，血弱则形衰。神静则阴生，形役则阳亢。阳盛则阴必衰。又何言阳旺而生阴血也？盖谓血气之常，阴从乎阳，随气运行于内。苟无阴以羁束，则气何以树立？故其致病也易，调治也难。以其比阳常亏而又损之，则阳易亢、阴易乏之论，可以见矣！

　　诸经有云：阳道实，阴道虚。阳道常饶，阴道常乏。阳常有余，阴常不足。以人之生也，年至十四经行，年至四十九而经断。可见阴血之难成易亏如此。阴气一伤，所变之证，妄行于上则吐衄，衰涸于外则虚劳；妄行于下则便血，稍入膀胱则癃闭溺血，渗透肠间则为肠风，阴虚阳搏，则为崩中。湿蒸热瘀，则为滞下。热极腐化，则为脓血。火极似水，血色紫黑。热胜于阴，发为疮疡。湿滞于血，则为痛痒。瘾疹凝涩皮肤，则为冷痹。蓄之在上，则人喜忘；蓄之在下，则人喜狂。堕恐跌仆，则瘀恶内凝。

　　夫川芎，血中气药也，通肝经，性味辛散，能行血滞于气也。地黄，血中血药也，通肾经。性味甘寒，能生真阴之虚也。当归分三治，血中主药也。通肝经，性味辛温。全用能活血，各归其经也。芍药，阴分药也。通脾经。性味酸寒。能和血，治血虚腹痛也。若求阴药之属，必于此而取则焉。

　　辅佐之属，若桃仁、红花、苏木、血竭、牡丹皮者，血滞所宜。蒲黄、阿胶、地榆、百草霜、棕榈灰者，血崩所宜。乳香、没药、五灵脂、凌霄花者，血痛所宜。苁蓉、锁阳、牛膝、枸杞子、益母草、夏枯草、败龟板者，血虚所宜。奶酪，血液之物，血燥所宜。干姜、桂者，血寒所宜。生地黄、苦参，血热所宜。正治大略不过如此。

　　若夫天门冬、麦门冬，治肺肾二经之吐血也。阿胶、郁金、黄芩、茅花灰，治肺经之吐衄血也。黄柏、知母、玄参、地黄，治肾经之吐衄血也。柏叶、石莲、柏子仁、棕榈灰，治心经之吐衄血也。青皮、黄连、苎麻灰，治肝经之吐衄血也。白芍、术、黄连、干葛，治脾经之吐衄血也。饮食倍，瘀而成血者，平胃散加山查、神曲、黄连清之、消之。酒伤胃口，吐衄血者，葛花解醒汤解之。湿毒兼风邪下陷者，胃风汤、平胃散加减，防风、羌活举之。结阴血与阴盛格阳吐衄血，脉候按之不鼓者，干姜、附子温之。跌扑[1]损伤吐衄血者，苏木、桃仁、红花、大黄，各加引经药逐之。先痰嗽，后吐血者，半夏二陈汤加诸痰药清之。热毒下血者，胡黄连、槐花凉之。犀角能消实血，血虚者反受其祸。瘀血家与跌扑，服童便加酒能消。咳血者，嗽出痰内有血者也。呕血者，呕全血者也；咯血者，每咳出血疙瘩也。衄血者，鼻中出血也。溺血者，小便血。下血者，大便血。名虽不同，同是热证。

1　扑：原作“蹼”，不通，据文义改。本段下一“扑”字亦同此误，径改。

痰　论

　　痰在人身，非血非气。生于脾土，谓之津液。周流运用，血气由之，如道路然，不可无者。湿盛痰多，加以外感，固滞于中，斯为患耳。痰不盛者，有感亦轻。风寒客之，煽以相火，则上攻心目，而为暗风痰厥。暑湿乘之，血气相着，附于筋骨，而为肿毒瘫患。又有心风者，何也？盖心为君火，因怒发之。相火助盛，痰动于中，胁[1]气上攻，迷其心窍，则为狂为癫。所怒之事，胶固于心，辄自言谈，失其条序，谓之心风。与风何干也！若痰不盛者，则有感亦轻。初在皮肤，以传经络。若是治疗依时，或汗或下，由是解矣。凡有怪证，莫不由斯。

　　痰本津液，因热而成。随气升降，无处不到，以为病多也。若夫寒湿热三者，易治；风、燥、老三痰难治。分而治焉，寒者温之，湿者燥之，热者清之，风者散之，燥者润之，老者软之。总而治焉，用人参、甘草补脾，半夏、白术燥湿；陈皮、青皮利气；茯苓、泽泻渗水，是举其纲也。如寒痰，加附子、姜、桂；湿痰，加苍术、厚朴；食积痰，加神曲、麦芽、山查；热痰，加黄芩、黄连、栀子；风痰，加南星、皂角；燥痰，加瓜蒌、杏仁；郁痰，加枳壳、香附；老痰，加以海石、芒硝，是张其目也。虽然，又有挟虚者，不可不加补药也。如挟气虚，四君；血虚，四物；脾虚，六君；肾虚，六味。

火　论

　　火之为病，其害甚大，其变甚速，其势甚彰，其死甚暴。君火犹人火也，相火犹龙火也。火性不妄动，能不违于道，常以禀位听命，运行造化，生存之机矣。夫人在气交之中，多动少静。欲不妄动，其可得乎？故凡动者，皆属火化。火一妄行，元气受伤，势不两立。偏胜则病移害他经。事非细故，动之极也，病则死矣。《经》所谓"一水不胜二火"之火，出于天造。君相之外，又有厥阳脏腑之火，根于五志之内，六欲七情激之，其火随起。盖大怒则火起于肝，醉饱则火起于胃，房劳起于肾，悲哀动中则火起于肺。心为君主，自焚则死。

1　胁：《古今医鉴》卷七"癫狂"作"挟"，亦通。

君火者,心火也。可以湿伏,可以水灭,可以直折,惟黄连之属可以制之。相火者,龙火也,不可以水湿折之,从其性而伏之,惟黄柏之属可以降之。

噫！泻火之法,岂止如此！虚实多端,不可不察。以脏气司之,如黄连泻心火,黄芩泻肺火,芍药泻脾火,柴胡泻肝火,知母泻肾火,此皆苦寒之味,能泻有余之火耳。若饮食劳倦,内伤元气,火不两立,为阳[1]虚之病,以甘温之剂除之,如黄芪、人参、甘草之属。若阴微阳强,相火炽盛,以乘阴位,日渐煎熬,为血虚之病,以甘寒之剂降之,如当归、地黄之属。若心火亢极,郁热内实,为阳强之病,以咸寒之剂折之,如大黄、芒硝之属。若肾水受伤,真阴失守,无根[2]之火,为阴虚之病,以壮水之剂制之,如生地、玄参之属。若右肾命门火衰,为阳脱之病,以温热之剂济之,如附子、干姜之属。若胃虚过食冷物,抑遏阳气于脾土,为火郁之病,以升散之剂发之,如升麻、葛根之属。

脾胃胜衰论

胃中元气盛,则能食而不伤,过时而不饥。脾胃俱旺,则能食而肥。脾胃俱虚,则不能食而瘦。或少食而肥,虽肥而四肢不举,盖脾实而邪气盛也。又有善食而瘦者,胃伏火邪于气分则能食。脾虚则肌肉削,即食㑊也。叔和云"多食亦肌虚",此之谓也。

夫饮食不节则胃病,胃病则气短、精神少而生大热。有时而显火上行,独燎其面。《黄帝针经》云：面热者,足阳明病。胃既病,则脾无所禀受。脾为死阴,不主时也,故亦从而病焉。形体劳役则脾病,脾病则怠惰嗜卧,四肢不收,大便泄泻。脾既病,则与胃不能独行津液,故亦从而病焉。大抵脾胃虚弱,阳气不能生长,是春夏之令不行,五藏之气不生。脾病则下流乘肾,土克水,则骨乏无力,是为骨蚀,令人骨髓空虚,足不能履地,是阴气重迭,此阴盛阳虚之证。《大法》云：汗之则愈,下之则死。若用辛甘之药滋胃,当升当浮,使生长之气旺。言其汗者,非正发汗也,为助阳也。

夫胃病其脉缓,脾病其脉迟。且其人当脐有动气,按之牢若痛。若火乘

1　阳：原字作"阴",今据《古今医统大全》卷二十"火证门",确定此字为"阳"之异写。下同径改。

2　根：原作"述",义不明。据《古今医统大全》卷二十"火证门"改。

土位，其脉洪缓。更有身热、心中不便之证，此阳气衰弱，不能发生，不当于五藏中用药法治之，当从《藏气法时论》中升降浮沉补泻法用药耳。如脉缓，病急惰嗜卧，四肢不收，或大便泄泻，此湿胜，从平胃散。若脉弦气弱，自汗，四肢发热，或大便泄泻，或皮毛枯槁，发脱落，从黄芪建中汤。脉虚而血弱，于四物汤中摘一味，或二味，以本显证中加之。或真气虚弱，及气短脉弱，从四君子汤。或渴，或小便闭涩，赤黄多少，从五苓散法，摘一二味，加正药中。

已上五药[1]，当于本证中随所兼见证加减。假令表虚自汗，春夏加黄耆，秋冬加桂。如腹中急缩，或脉弦，加防风；急甚加甘草。腹中窄狭，或气短者，亦加之。腹满气不转者勿加。虽气不转而脾胃中气不和者，勿去，但加厚朴以破滞气，然亦不可多用，于甘草五分中加一分可也。

腹中劣闷，此非腹胀，乃散而不收，可加芍药收之。如肺气短促，或不足者，加人参、白芍药。中焦用白芍药，则脾中升阳，使肝胆之邪不敢犯也。腹中窄狭及缩急者去之，及诸酸涩药，亦不可用。腹中痛者，加甘草、白芍药。稼穑作甘，甘者己也。曲直作酸，酸者甲也。甲己化土，此仲景之妙法也。

腹痛兼发热，加黄芩；恶寒，或腹中觉寒，加桂；急惰嗜卧，有湿，胃虚不能食。或沉困，或泄泻，加苍术。自汗，加白术。小便不利，加茯苓。渴亦加之。气弱者，加白茯苓、人参。气盛者，加赤茯苓、砂仁。气复不能转运，有热者，微加黄连。心烦乱亦加之。小便少者，加猪苓、泽泻。汗多，津液竭于上，勿加之。是津液还入胃中，欲自行也。

不渴而小便闭塞不通，加炒柏、知母。小便涩者，加炒滑石。淋涩者，加泽泻。且五苓散治渴而小便不利，无恶寒者不得用桂。不渴而小便自利，妄见妄闻，乃瘀血证，用黄柏、知母，以除胸中燥热。窍不利而淋，加泽泻，炒滑石。只治窍不利者，六一散中加木通亦可。心脏热者，钱氏方中导赤散。中满或但腹胀者，加厚朴。气不顺，加橘皮。气滞加青皮一、橘皮三。气短、小腹利者，四君子汤中去茯苓，加黄芪以补之。如腹中气不转者，更加甘草一半。腹中刺痛，或周身刺痛者，或里急者，腹中不宽快是也。或虚坐而大便不得者，皆血虚也。血虚则里急。或血气虚弱而或目睛痛者，皆加当归身。头痛者，加川芎。苦头痛，加细辛。此少阴头痛也。发脱落及脐下痛，加熟地黄。

1　五药：实指五方：平胃散、黄芪建中汤、四物汤、四君子汤、五苓散。

　　予平昔调理脾胃虚弱，于此五药中加减。如五脏证中，互显一二证，各对证加药，无不验，然终不能使人完复。后或有因而再至者，亦由督任冲三脉为邪，皆胃气虚弱之所致也。法虽依证加减，执方对病，不依《素问》法度耳。是以检讨《素问》《难经》，及《黄帝针经》中说，脾胃不足之源，乃阳气不足，阴气有余，当从六气不足，升降浮沉法，随证用药治之。盖脾胃不足，不同余脏，无定体故也。

　　其治肝、心、肺、肾，有余不足，或补或泻，惟益脾胃之药为切。《经》言至而不至，是为不及。所胜妄行，所生受病，所不胜乘之也。至而不至者，谓从后来者为虚邪，心与小肠来乘脾胃也。脾胃脉中见浮大心脉而弦小肠，其病或烦躁闷乱，心主主火，小肠主热。火热来乘土位，乃湿热相合，故烦躁闷乱也。或四肢发热，四肢者，脾胃也。火乘之，故四肢发热也。或口苦舌干咽干，饮食不节，劳役所伤，以致脾胃虚弱，乃血所生病。主口中津液不行，故口干咽干也。病人自以为渴，医者治以五苓散，谓止渴燥，而反加渴燥，乃重竭津液，以至危亡。

　　《经》云：虚则补其母。当于心与小肠中，以补脾胃之根蒂也。甘温之药为之主，以苦寒之药为之使，以酸味为之臣佐。以其心苦缓，急食酸以收之。心火旺，则肺金受邪。金虚则以酸补之，次以甘温及甘寒之剂，于脾胃中泻心火之亢盛，是治其本也。

　　所胜妄行者，言心火旺，能令母实。母者，肝木也。肝木旺，则挟火势，无所畏惧而妄行也，故脾胃先受之。或身体沉重，走注疼痛；盖湿热相抟，而风热郁而不得伸，附着于有形也。或多怒者，风热下陷于地中也。或目病而生内障者，脾裹血，胃主血，心主脉，脉者血之府也。或云心主血，又云肝主血。肝之窍开于目也。或妄见妄闻，起妄心，夜梦亡人，四肢满闭转筋，皆肝木太盛而为邪也。或生痿，或生痹，或生厥，或中风，或生恶疮，或作肾痿，或为上热下寒，为邪不一，皆风热不得升长，而水火过于有形中也。

　　所生受病者，言肺受土、火、木之邪，而清肃之气伤，或胸满少气短气者，肺主诸气，五脏之气皆不足，而阳道不行也。或咳嗽寒热者，湿热乘其内也。所不胜乘之者，水乘木之妄行，而反来侮土。故肾入心为汗，入肝为泣，入脾为涎，入肺为痰、为嗽、为涕、为嚏，为水出鼻也。一说下元土盛克水，致督、任、冲三脉盛，火旺煎熬，令水沸腾，而乘脾肺，故痰、涎、唾出于口也，下行为阴汗，为外肾冷，为足不任身，为脚下隐痛。或水附木势而上，为眼涩、为眵、为冷泪，此皆由肺金之虚而寡于畏也。

夫脾胃不足，皆为血病，是阳气不足，阴气有余，故九窍不通。诸阳气根于阴血中。阴血受火邪则阴盛，阴盛则上乘阳分，而阳道不行，无生发升腾之气也。夫阳气走空窍者也，阴气附形质者也。如阴气附于土，阳气升于天，则各安其分也。

今所立方中，有辛甘温药者，非独用也。复有甘苦大寒之剂，亦非独用也。以火酒二制为之使，引苦甘寒药至顶，而复入于肾肝之下，此所谓升降浮沉之道。自偶而奇、奇而至偶者也。阳分奇，阴分偶。泻阴火以诸风药；升发阳气以滋肝胆之用，是令阳气生，上出于阴分。末用辛甘温药，接[1] 其升药，使大发散于阳分，而令走九窍也。《经》云：食入于胃，浊气归心，淫精于脉，脉气流经，经气归于肺，肺朝百脉，输精于皮毛。毛脉合精，行气于府。且饮食入胃，先行阳道，而阳气升浮也。浮者，阳气散满皮毛；升者，充塞头顶，则九窍通利也。若饮食不节，损其胃气，不能克化，散于肝，归于心，溢于肺，食入则昏冒欲睡，得卧则食在一边，气暂得舒。是知升发之气不行者，此也。《经》云：饮入于胃，游溢精气，上输于脾。脾气散精，上归于肺。病人饮入胃，遽觉至脐下，便欲小便，由精气不输于脾，不归于肺，则心火上攻，使口燥咽干，是阴气大盛，其理甚易知也。况脾胃病则当脐有动气，按之牢若痛。有是者，乃脾胃虚，无是则非也，亦可作明辨矣。

火不能生土方　治心与小肠来乘脾胃，或烦燥闷乱，或四肢发热，或口苦舌干咽干。《经》云：虚则补心、小肠。

白术君　人参臣　黄芪臣　甘草佐　芍药佐　黄连使　桑白皮佐

泻心火亢盛方　治心火亢盛，乘脾胃之位，以甘温及甘寒之剂，于脾胃中泻心火之亢盛。

黄连君　黄蘗臣　生地黄臣　黄芩佐　知母佐　芍药佐　石膏佐　甘草使

所胜妄行方　治心火旺，能令母实，则肝木挟火势，无所畏惧而妄行也，故脾胃先受之。或身体沉重，走注疼痛，多怒目病，而生内障。或妄见妄闻，起妄心，夜梦亡人，四肢满闭转筋，或痿或痹，或厥或中风，或生恶疮，或肾痿，或上热下寒。

柴胡君　防风　芍药　甘草　肉桂以上为臣　羌活　独活　白术　茯

1　接：原作"按"，据《脾胃论》改。

苓　猪苓　泽泻　黄柏　知母以上为佐　升麻使　藁本　川芎　细辛　蔓荆子　白芷　石膏　滑石

所生受病方　治肺受土、火、木之邪，而清[1]肃之气伤，胸满少气，短气咳嗽，寒热。

人参君　黄芪臣　橘皮臣　白术　白芍　桑白皮　桂枝以上为佐　木香　五味子　槟榔佐。此三味以除客热　青皮破滞气　桔梗为引经　甘草。诸酸之药皆可。

所不胜乘之方　治水乘木之妄行，而反来侮土，故肾邪入心为汗，入肝为泣，入脾为涎，入肺为痰、为嗽、为涕、为嚏、为水出鼻。一说下元土盛克水，致督、任、冲三脉盛，火旺煎熬，令水沸腾而乘脾肺，故痰、涎、唾出口也。下行为阴汗，为外肾冷，为足不任身，为脚下隐痛。或水附木势而上，为眼涩、为眵、为冷泪。由此皆肺金之虚而寡于畏也。

干姜君　白术臣　川乌头臣　苍术佐　茯苓佐　猪苓佐　附子佐。炮，少许　肉桂佐。少许　泽泻佐

又　论

夫饮食入胃，阳气上行，津液与气入于心、贯于肺，充实皮毛，散于百脉。脾禀气于胃，而浇灌四旁，荣养气血者也。今饮食损胃，劳倦伤脾，脾胃虚则火邪乘之，而生大热。当先于心分补脾之源。盖土生于火，兼于脾胃中泻火之亢甚，是先治其标，后治其本也。且湿热相合，阳气日以虚。阳气虚则不能上升，而脾胃之气下流，并于肾肝，是有秋冬而无春夏。春主升，夏主浮。在人则肝、心应之。弱则阴气盛，故阳气不能经管。《经》云：阳本根于阴，惟泻阴中之火。味薄风药升发，以伸阳气，则阴气不病，阳气生矣。《传》云："履端于始，序则不愆"，正谓此也。《经》云："天明则日月不明。"邪害空窍，阳气者闭塞，地气者冒明。云雾不精，则上应白露不下。在人则缘胃虚，以火乘之，脾为劳倦所伤，劳则气耗而心火炽动，血脉沸腾则血病，而阳气不治，阴火乃独炎上，而走于空窍，以至燎于周身。反用热药以燥脾胃，则谬之谬也。

胃乃脾之刚，脾乃胃之柔，表里之谓也。饮食不节，则胃先病，脾无所禀而后病；劳倦则脾先病，不能为胃行气而后病。其所生病之先后虽异，所受邪

1　清：原作"青"，不通，据文义改。

则一也。胃为十二经之海。十二经皆禀血气，滋养于身。脾受胃之禀，行其气血也。脾胃既虚，十二经之邪不一而出。假令不能食而肌肉削，乃本病也。其右关脉缓而弱，本脉也。而本部本证脉中，兼见弦脉，或见四肢满闭，淋溲便难，转筋一二证，此肝之脾胃病也。当于本经药中，加风药以泻之。

本部本证脉中，兼见洪大，或见肌热烦热，面赤而不能食，肌肉消一二证，此心之脾胃病也。当于本经药中加泻心火之药。本部本证脉中，兼见浮涩，或见气短、气上喘、咳痰盛、皮涩一二证，此肺之脾胃病也。当于本经药中，兼泻肺之体及补气之药。升阳益胃汤是也。

本部本证脉中，兼见沉细，或见善恐欠之证，此肾之脾胃病也。当于本经药中，加泻肾水之浮，及泻阴火伏炽之药。故人之百病，皆由脾胃衰而生也。假如时在长夏，于长夏之令中立方，谓正当主气衰而客气旺之时也。后之处方者，当从此法加时令药。名曰补脾胃泻阴火升阳汤。

补脾胃泻阴火升阳汤方

柴胡一两五钱　甘草炙　黄芪臣　苍术泔浸、去皮　羌活各一两　升麻八钱　人参臣　黄芩各七钱　黄连酒炒,五钱,臣佐　石膏少许[1],长夏微用,过时去之从权。

右每服三钱，水二盏，煎至一盏，去渣，大温服。早饭后、午饭前，间日服。服药之时，忌语话一二时辰许。宜减食及忌酒、湿面、大料物之类。恐大湿热之物，复助火邪而愈损元气也。又忌冷水及寒凉淡渗之物，及诸果，恐阳气不能生旺也。宜美食、温食及薄滋味，以助阳气。大抵此法此药，欲令阳气升浮耳。若渗泄淡味，皆为滋阴之味，为大禁也。虽然亦有从权而用之者，如见肾火旺及督、任、冲三脉盛，则用黄柏、知母，酒洗讫，火炒制，加之。若分两，则临病斟酌，不可久服，恐助阴气而为害也。小便赤或涩，当利之。大便涩，当行之。此亦从权也。得利则勿再服。此虽立食禁法，若可食之物，一切禁之，胃气失所养矣，亦当从权而食之以滋胃也。

延宝三乙卯历三月吉辰
二条通书肆武村刊行

1　少许："少"字原残。据《脾胃论》补正。

校 后 记

　　《小青囊》为医方书，10 卷，明·王良璨编于明晚期。该书今传世者仅有日本延宝三年（1675）刻本孤本，此即本次校点所用底本。

一、该书作者与内容特点

　　《小青囊》原书无序跋，仅卷首题"秣陵求如王良璨玉卿氏编次"。据此，该书的编者为王良璨，字玉卿，号求如，秣陵（今江苏南京）人，余皆不详。《松江府志》著录明·王良灿著《小青囊》10 卷[1]，其中"灿"当为"璨"之误。《松江府志》所载，可证《小青囊》出自国人王良璨之手，却无法进一步了解作者的生平及该书具体编写年代。

　　该书今有和刻本，其刻成之年相当于清康熙十四年（1675），此可作为该书成书的下限之年。该书除编者之名外，还有助梓人京口王化淳、泾川杨文见（完素）、东官邓逢年（子田）、东粤温迪元（敏之）。但经检索，以上人名的生活时代均不明。要确定该书成书年的上限，只有查考书中引用的人或书。

　　经查该书引用人名以明代人居多，例如复庵（戴元礼）、吴绶、茭山（吴球）、山甫（吴崑）等，其中最晚的是吴崑，其所著《医方考》成书于明万历十二年（1584）。校勘中还发现，该书某些文句亦见于明·王肯堂《证治准绳》（1602），但因《小青囊》中尚未明确引用王肯堂或《证治准绳》之名，故不能以此作为《小青囊》成书上限的依据。今存和刻本依据的底本已亡佚，不可考。但和刻本距离明亡（1644）仅 31 年，该书传入日本，并在日本翻印也需要时间，因此该书的编成，当不会晚到明亡之后，大约在《医方考》成书至明末之间（1584—1644），即明代晚期。

　　和刻本《小青囊》未见序跋凡例，因此无法直接了解作者编书的主旨。书名中的"青囊"，字面意义为青布袋。但由于囊中盛放的东西不同，又往往借指不同行业（如医术、卜筮、堪舆等）。此书为医方书，书名"青囊"前冠以"小"字，可能寓意所载之方不多，但精要便用。

　　该书 10 卷，看似书挺大，其实文字不过十几万，载主方也只有 39 首，这与一般平行罗列药方、且多以病统方的医方书有所不同。该书结构、体例的最大特色，是其前 8 卷以常用主方为纲，通过主方加减而衍生之方为目。衍

1　转引自何时希所著《中国历代医家传録》（上）。

生方甚多的主方，一方即自成一卷，如卷一为四君子汤，卷二为四物汤。其余主方则数方为一卷。"四君子汤"的衍生方有 32 首，"四物汤"的衍生方则多达 53 首。但也有 9 首主方无衍生方，例如愈风汤、香苏散、十神汤、天王补心丹及其他 5 种成药方。全书衍生方共计 336 首。连同主方，该书前 8 卷载方375 首。

《小青囊》所载的 39 首主方，并非以汉代张仲景经方为主，也不讲究诸方演化的先后历史源流，而是选取临床常用、广用、有效的方剂。其中虽以汤剂为多，但也包括若干成药，可见该书无论是书籍的形式还是所选药方，都立足于临床便用，这一特点与其书名"小青囊"（一小布袋可盛，易携易取）完全贴合。

各主方方名之后，次第介绍方名意义、方组（各药名、剂量、炮制法、功效主治、忌反畏恶）、煎药法、服药法、功效主治及名家方论、随证加减用药法等，内容详尽实用。此后若有衍生方，则先列"加减汤名治病"，即通过药味加减组成的新方及其主治；后列"合和汤名治病"，即主方与其他药方组合而成的新方及其主治。这两类衍生方下的内容均极为简单，如四君子汤"加减汤"中的"朱君散：即本方加朱砂、麝香为末，灯心、钩藤汤下。治小儿虚弱，惊悸、吐泻后有此证并粪青。""合和汤"中的"调胃散：即本方合平胃散。健脾和胃。"这种以主方带衍生方的方法，能以少驭多，既便记忆，亦便临证实用。

该书以主方为纲以统诸方的特点，是明代医方书的一种新发展。

纵观中医方剂发展史，秦汉以前"苦于无方"，但经过千余年的汇聚积累，到宋代医方已急剧增多，明代更是医方发展的高潮期，仅《普济方》一书就收方达 6 万余。此前多见的"一病一方""以病统方"的方式已经很难驾驭众多医方。至明代中后期，吴崑《医方考》、张景岳《景岳全书》中的"新方八阵""古方八阵"、施沛《祖剂》等一批以医方为研究对象的方书应运而生，从而使医方逐渐从疾病诊治的附属内容，形成一个独立研究领域。《小青囊》就产生于明后期这样一种氛围之中。该书采用以上体例及其引用的方论，主要受明代吴崑《医方考》的影响。

除以上 8 卷论方之外，该书之末还有两卷，分别为"用药"与"诸贤论"。卷九"用药"并非罗列药物性味功效，而是依据临床常见用药需要，以治气、治喘、治血、治诸积、治痰、治火、治郁、饮食伤、脏腑泻火、妊娠伤寒等为纲，介绍常用药物。例如"治饮食伤药品"："肉伤，山查子。粉面伤，神曲、麦芽。生冷肉食、果子伤，草果、砂仁、青皮、枳实。酒食伤，葛根、紫苏、砂仁、乌梅、枳实……"该卷中的"用药寒温相得旧论"，辑录百余对常用配伍药物的主治，例如"麻黄得桂枝则能发汗。芍药得桂枝则能止汗"。这些内容均甚方便临床运用。卷十"诸贤论"乃医学理论论说，涉及阴阳、荣卫、气、血、痰、火及脾胃等论说。其中摘引金元医家的论述尤多。

二、底本流传及参校诸书

校点底本为日本延宝三年（1675）刻本，属于"和刻本"，今存世唯此孤本，故无可选择，只能用它作校点底本。此和刻本与中国多见的刻本古籍不同，其页面呈扁长方形，版框高 11 厘米，宽 17.5 厘米。每半叶 12 行，行 12 字。白口，四周单边，无行格。其文字主体虽为汉字，但也夹杂了日本假名旁注，使用了少量特殊的日本汉字与俗字。全书多数药方（含主方及衍生方）均用眉批方式提示其主治。和刻本无序跋凡例，但该书初刻本是否有序跋、凡例、眉批及总目录，今无可考。各卷之首有书名卷次及"附方目录"，次为该卷正文。其卷首又重复书名卷次，且缀以"汤名"二字。卷首有作者题署（"秣陵求如王良璨玉卿氏编次"），及助梓人籍贯姓氏。书末载"延宝三乙卯历三月吉辰/二条通书肆武村刊行"。

此本今存于日本国立公文书馆内阁文库，书号 305-131。3 册。各册之首有藏书印 4 枚。其中"多纪氏藏书印""跻寿殿书籍记"二印乃跻寿馆首藏此书时所钤。跻寿馆由日本幕府医师多纪元孝创立于明和二年（1765）。日本宽政三年（1791）跻寿馆转为幕府官办医学馆，故其藏书又加盖"医学图书"藏书印。另"日本政府图书"乃日本内阁文库的藏书印（始用于 1886 年）。其时多纪氏医学馆藏书移藏于内阁文库，故加钤"日本政府图书"印。据以上藏书印，可以了解《小青囊》为多纪氏收藏以后的历史。但该书何时传至日本？武村书肆翻刻所据底本情况如何？一无所知。由于多纪氏收藏了此书，故多纪（丹波）元胤《医籍考》著录了《小青囊》书名、卷数及作者，且云"存"。中国明清书志均未著录此书，亦未见后人引用此书，仅《松江府志》载王良灿著《小青囊》10 卷。此书在和刻本问世之前的流传过程不明。

鉴于《小青囊》和刻本乃孤本，故校勘无该书其他版本可作对校用。该书主方偶载此方出自何人，或在方论及加减法等处引用前人之言，例如书中引陶节庵、刘纯（宗厚）、王纶（节斋）、戴元礼（复庵）、吴崑（山甫）等。以此为线索，可以追溯其所引之文以作他校之用。此外，该书各卷有分目录，此目录在方名之下又用小字注其加减药或合和汤名，或再注别名、剂量等。此种目录似又兼有提要作用。据此分目录，有时也可校勘正文的某些内容。

三、校点中所遇问题与处理法

《小青囊》乃医方书，内容并不艰深，加之引文甚少，因此校勘文句尚不困难。该书校点中遇到最多的问题是处理文字。

该底本为一般书坊所刻的和刻本，其刻工水平并不太高，尤其是框上眉批，字小框窄，不易辨认。全书有日本假名旁注，更容易影响某些字的辨识。书中经常可见当时日本习惯用字或俗写字。例如将"当归"写作"当皈"，"劳"写作"労"，"承"写作"圣"，"泽"写作"沢"等。甚至还有彼邦民间自造字，例如该书仿照"陽"的简化字"阳"，将"陰"字简化为"阴"，但其右却不刻作"月"而刻作"冃"，很容易被误作"阳"。书中常见的类似易混淆的形近字还有"刺－剌""疸－疽""拘－狗""未－末""元－亢"等。

此外，该书因印刷、保管不善，原书有虫蠹、纸破、版损等问题，造成一些文字的缺损。有的文字缺笔，还能据文义推测，但有时成句残损，无残笔可供推测，就要利用校勘，据其他书籍中的相同内容予以订补。

此外，该书各卷前有本卷目录，但其目在衍生方名之下，又用小字附刻其方剂组成（如"枳桔二陈汤二陈加枳实、桔梗"），甚至加衍生方别名、剂量等，这就不像是规范的方名目录，而像是书前的诸方提要。为符合现代出版物的目录要求，本书根据书中的实际内容新编全书目录，而把原书各卷的分目录仍予以保留，作为各卷衍生方提要。

鉴于该书大多数衍生方内容极为简单，不过一两行字，且皆接排，若全书目录前每一衍生方皆出示页码，既无裨于检索，又虚耗篇幅，故校点本新编目录仅出示衍生方名。